北京大学医学人文学院
中国人体健康科技促进会
医学人文与医院管理专业委员会

医学人文与医院管理译丛

精益诊疗

运用患者工效学提高就医满意度

原　著　[美] Richard J. Holden　[美] Rupa S. Valdez

主　译　王　岳　石婧瑜

The Patient

Factor

中国原子能出版社
·北京·

科学普及出版社
·北京·

图书在版编目（CIP）数据

精益诊疗：运用患者工效学提高就医满意度 /（美）理查德·J.霍尔顿（Richard J. Holden），（美）鲁帕·S.瓦尔迪兹（Rupa S. Valdez）原著；王岳，石婧瑜主译 . —北京：中国原子能出版社：科学普及出版社，2023.10

书名原文：The Patient Factor：Theories and Methods for Patient Ergonomics

ISBN 978-7-5221-2926-6

Ⅰ . ①精… Ⅱ . ①理… ②鲁… ③王… ④石… Ⅲ . ①医患关系 Ⅳ . ① R197.323.4

中国国家版本馆 CIP 数据核字（2023）第 165216 号

著作权合同登记号：01-2022-6312

策划编辑	宗俊琳　郭仕薪
特邀编辑	史慧勤
责任编辑	付　凯
文字编辑	张　龙
装帧设计	佳木水轩
责任印制	赵　明　李晓霖

出　　版	中国原子能出版社　科学普及出版社
发　　行	中国原子能出版社　中国科学技术出版社有限公司发行部
地　　址	北京市海淀区中关村南大街 16 号
邮　　编	100081
发行电话	010-62173865
传　　真	010-62179148
网　　址	http://www.cspbooks.com.cn

开　　本	710mm×1000mm　　1/16
字　　数	231 千字
印　　张	17.5
版　　次	2023 年 10 月第 1 版
印　　次	2023 年 10 月第 1 次印刷
印　　刷	北京盛通印刷股份有限公司
书　　号	ISBN 978-7-5221-2926-6
定　　价	139.00 元

版权声明

译者名单

主　译　王　岳　石婧瑜

译　者　（以姓氏汉语拼音为序）

黄黎烜　李宣璇　孙君瑶

内容提要

本书引进自 CRC 出版社，由美国弗吉尼亚大学医学院 Richard J. Holden 教授、Rupa S. Valdez 教授联合多位权威专家共同打造。书中对患者工效学这一新兴学科进行了概述，论证了患者工效学改善患者工作的前提条件，讨论并说明了如何将认知、人体和组织工程学等应用于患者工作。本书还回顾了患者工效学在信息技术使用、沟通、自我护理及患者安全等患者工作领域的具体应用，同时介绍了患者工效学的各种方法。著者旨在帮助更多人合理运用患者工效学研究，改善患者及其他非专业人士的健康相关活动，进而推动患者工效学领域的进步，切实提高患者就医满意度。本书兼具专业性和实操性，非常适合卫生政策制定者、医院管理者、公共卫生从业者、患者工效学研究者等参考阅读。

补充说明：书中参考文献条目众多，为方便读者查阅，已将本书参考文献更新至网络，读者可扫描右侧二维码，关注出版社"焦点医学"官方微信，后台回复"9787522129266"，即可获取。

主译简介

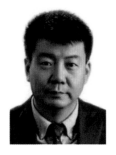 **王　岳**　法学博士，北京大学医学人文学院副院长，教授，博士研究生导师。中国人体健康科学促进会医学人文与医院管理专委会主任委员，中国卫生法学会学术委员会副主任委员。主要研究方向为卫生政策与卫生法学、医学人文与医患关系、医药政策法制史。

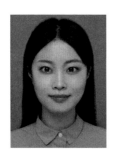 **石婧瑜**　北京大学公共卫生学院公共卫生应急管理专业博士研究生，首都医科大学社会医学与卫生事业管理硕士。主要研究方向为公共卫生应急管理、卫生政策、医院管理。

原著者简介

Richard J. Holden 博士，印第安纳大学（Indiana University，IU）医学院的副教授，IU 健康创新与实施科学中心首席医疗工程师，于威斯康星大学（University of Wisconsin）获得工业工程和心理学的联合博士学位，组织创建了健康创新实验室和大脑安全实验室。其研究采用以人为中心的设计和评估方法来改善健康状况，尤其是老年人的健康状况；专门从事慢性病患者（如老年痴呆症和心力衰竭）及其家庭护理者相关问题的研究。作为科学家，就职于 Regenstrief 研究所，并获得了 2019 年度杰出研究员奖和 Regenstrief 研究所 Venture 奖学金，主持或参与了 20 多项美国联邦政府资助的研究和示范项目，总资助金额超 7500 万美元，并在人因工程学、患者安全和质量、健康信息学和研究方法等领域发表了 150 多篇同行评议作品。

Rupa S. Valdez 博士，弗吉尼亚大学（University of Virgini）医学院、工程学院和应用科学学院联合任命的副教授，人因工程学学会（Human Factors and Ergonomics Society，HFES）内部事务部主席和 *JAMIA* 开源期刊副主编，创建并领导了 Blue Trunk 基金会（该基金会是一个非营利性组织，致力于协助慢性疾病患者、残疾人和有与年龄相关健康问题的人去旅行）。就职于全球学和残障研究所（Global Studies and the Disability Studies Initiative）。因其自身残疾，且患有多种慢性疾病，其研究和学术方向也受此影响，她将人因工程学、健康信息学和人类文化学相结合，以阐明居家保健和社区医疗的方法，并帮助人们进行健康管理。其研究非常注重社区参与，并得到了美国国立卫生研究院（National Institutes of Health，NIH）、美国卫生保健研究与质量机构（Agency for Healthcare Research and Quality，AHRQ）和美国国家科学基金会（National Science Foudation，NSF）等机构的支持。研究对象和教学重点主要为少数种族 / 民族、社会经济地位低下和（或）残疾人群等低保障水平患者。

　　Gloria（患者的化名）是一位 72 岁的女性，因慢性阻塞性肺疾病（chronic obstructive pulmonary disease，COPD）发作而住院。多年来，她学会了如何控制自己的症状以防止疾病发作，但这次她在家中用吸入器无法控制症状。住院 4 天后，她带着医生开具的抗生素和需逐渐减少用量的皮质类固醇出院回家了。她除了要服用治疗其他健康问题（包括失眠和心脏病）的药物外，还必须服用这些新开具的药。当她回家后，她对新开具的药有了更多的疑问，如抗生素是否可以与其他药物一起服用。她希望成功管理好病情，担心用药错误，可能不得不再次去医院，那样会打乱全家人的正常生活。

　　Gloria 的女儿 Tracey 在母亲住院期间参与了医生和护士的讨论，并获得一个新的医嘱，即在医院和出院后减少使用治疗失眠的药物。出院后，Tracey 每天看望母亲数次，帮助她把药箱、药品时间表、医生预约、医院文件、测试结果和处方插页整理好。Tracey 用主治医生提供的大文件夹来整理药物手册及就医资料。她开始在笔记本上记录她母亲的药物，这是从一名家庭护理护士那里学到的。Tracey 总是去社区里的同一家药房，因为她更熟悉那里的药剂师。出院后的第一天，她早早地叫醒母亲，让其服用应该早晨吃的药物，当她意识到母亲因为使用一种新的抗过敏药物而导致一天中大部分时间都很困倦时，她果断让母亲停了所有镇静催眠药，直到几天后的复诊。

　　在世界各地，类似于 Gloria 的居家活动各种变化状况每天都在发生，并对患者的健康状况产生影响。患有各种慢性病的人在自我疾病管理上花费的时间比求助医疗专业人士的时间长。慢性病日益增加的疾病负担和治疗费用，以及激励性的创新护理模式，加速了从昂贵的专科护理和偶发性护理向依靠信息技术、社会支持和医疗专业人员的临床专业知识促进的自我护理转变（Nelson 等，2014）。这种不断发展的模式带有风险和不确定性，但如果社会认识到医疗服务是一种共同生产（Nelson 等，2014），并质疑将医疗服务看作患者被动接受护理的传统观点，那么这种模式很可能会盛行。患者的角色必须得到认可，他们不只是被动地遵从专业人士的命令，而应该从评估并接受治疗的风险与收益，到寻求有关患者健康目标的信息和家中设计系统，再到成功地执行与健康有关的任务。

与专业人员所做的工作相比，非专业人员所做的健康相关工作的研究相对不足。我们关于患者健康相关活动的词汇表往往受限于简单化的术语，如患者错误、支持系统、依从性和健康素养。例如，一个家庭用药自我管理的模型将用药的任务划分为填写、理解、组织、服用、监测和维持（Bailey 等，2013），这个模型没有提到在家里完成药物管理任务时所使用的工具或预期的限制；另一个涉及药物说明的例子表明（Davis 等，2006），尽管低文化水平限制了患者理解医院沟通和阅读药物说明书的能力，但患者用药管理的好坏取决于多种障碍和促进因素，其中包括工具、社会支持、社区资源的利用，以及友好的出院总结和药物标签（Murray 等，2004）。随着年龄的增长，药物的数量往往会增加，药物管理任务的性质也会发生变化，通常会增加与安全有关的活动，如管理药物间的相互作用和不方便的用药时间（Kongkaew 等，2013）。在家里，提供支持的"基础设施"与医院环境完全不同。人们不一定能有安全网系统来检查药物的相互作用、控制药物的储备、激活电子信息系统来记录和提醒服药，以及管理会计系统。

目前，需要创新的概念和工具来支持患者的活动，并实现健康结果。

一个好起点是以研究其他类型专业护理活动的方式来研究患者的健康相关活动。正如笔者所设想的那样，患者工效学着眼于开发以患者为中心的工具的挑战、机会和方法，这些工具有可能会重新定义医疗行业的角色地位，以支持个人对健康目标的追求。人因工程学提供了丰富的工具来理解患者的活动，并为其提供最佳支持。无论是通过自我护理，还是通过与医疗专业人士合作，我们提出的患者工作研究的两个广泛目标可能有助于改善健康。

了解并支持患者工作

像专业工作的工效学研究一样，我们可以在家庭和急诊医院等不同的环境下观察患者和家庭护理者活动的各个方面。如前所述，患者参与决策、计划和寻求信息等认知活动。他们通过与护理人员和卫生专业人员合作，参与广义上的团队工作，并受到与专业工作类似的信任和沟通障碍等团队工作变量的影响。随着患者年龄的增长，身体功能的减退将导致其无法完成打开泡罩包装或切割小药丸等行为活动，因此患者工作的体力要求可能使其不堪重负。数码和非数码工具通常被设计用来支持患者工作，需要仔细检查用户和工具之间的互动性。本书各章均提供了人因工程学的方法和概念工具，可使读者更好地理解进行患者工作的社会技术环境和认知方面。比如，Morrow 编写的"第 2 章　患者认知工效学：认知理论在患者工作中的应用"，回顾了专业领域的经验教训与将概念扩展到非专业环境早期工作之间的异同。用于专业工作系统设计的人因工程方法可以帮助我们理解患者工效学。可用性评估和参与式设计等方法可以帮助设计者真正让工具的终端用户参与进来。

患者及其护理人员进行的健康相关活动的数量和重要性，对患者和护理人员来说反映在护理或治疗负担的衡量中。与负担和患者工作的整体评估相比，我们使用现有的患者负担的衡量标准突出了人因工程学方法的价值（Shih 等，2013）。治疗负担或疾病工作指的是健康相关任务给患者带来的工作量（Tran 等，2014）。例如，对于药物治疗相关的任务，治疗负担可以通过服用药物的数量、获取和服用药物的努力、所需的监测、临床预约的频率和所涉及的行政负担的数量来衡量。2014 年发表的一项系统综述发现，慢性病可能给患者及其护理人员每天带来 2 小时的工作量（Jowsey 等，2012）。其他研究，如 Presley 等（2017）的研究，发现了患者面临工作量大的间接迹象。这些迹象包括与医护人员接触的天数、与其互动的医生数量，以及收到的处方药数量。

这些迹象都反映了与医疗保健人员、文件、保险和信息查询管理物流相关的患者工作。以非小细胞肺癌患者为例，Presley 等（2017）发现患者在治疗最初的 60 天，每 3 天就有 1 天与医疗系统互动，并呼吁未来研究应了解和减轻患者的医疗负担。

Gallacher 等（2011）提出了一个治疗负担的框架，概述了患者工作的重要方面，其中包括了解治疗和疾病、与专业人士合作、参加临床会诊、管理药物、改变生活方式和评估治疗等方面的工作。这个框架确定了由于多种药物治疗、与多个医疗专业人员的预约、获得服务的财务和后勤障碍，以及弥合零散的医疗保健和专业人员之间沟通不足所产生的工作量影响。Boyd 等（2014）提出了一个类似的框架，通过患者自我评估工具，对完成自我护理任务的困难进行评分，其中包括获得药物、计划用药时间、管理药物、决定换药、管理医疗账单、安排预约、安排交通和获取信息。这个框架记录了患有多种慢性病的老年人所执行的任务，他们中的许多人在完成与药物治疗有关的任务时花费了巨大的精力和体力。而以上两个框架还没有包括照护者的负担。

此类框架说明需要充分理解患者工作，从患者的角度理解他们积极参与自己健康护理工作的意义。书中描述的那些人因工程学的概念和工具，旨在超越整体的负担评估来研究患者工作，即什么是患者工作，这种工作是如何进行的，什么支持工具可能是有用的，以及如何更好地教育和训练患者和家庭成员等。换句话说，我们需要以研究专业工人工效学的类似方式来研究患者工效学。

许多用于研究专业工作的概念可能适用于患者工作，尤其是对于那些管理多种慢性病的患者和家属，以及那些因疾病限制了自身健康相关活动能力的患者。此外，正如 Holden 等（2013）和 Carayon 等（2020）提出的框架所示，患者工作是在客观和社会环境的背景下进行的。家庭环境中的人际互动，以及与医护人员的互动可以由专业工作的人因研究中经常使用的共同点、相互信任、关系和心理安全等概念来定义。患者策略也可以被定义为解决患者工作中的复杂性，以及在预期和意外的干扰和挫折中实现弹性表现的专业知识的一部分，如癌症复发和获得药物难易的差距（Lippa 等，2008）。此外，Keller 等（2018）的研究则利用人因方法来了解患者居家工作的应用，该研究考察了通过输液端口维持居家抗菌治疗的物理环境、工具、所需任务和患者策略。

人因工程学中的一个重要原则是使任务适合于执行任务的人。这可以通过提供支持工具和考虑人的局限性和预期能力后修改任务来实现。这种支持策略的一个例子是使药物使用说明更容易被遵循（Klein 和 Isaacson，2003；Morrow 等，2005）。与其将不理解药物说明的问题归咎于健康知识的缺乏，还不如应用人因方法通过重新设计工作系统的其他方面来支持执行任务的人。

患者工作系统为医疗决策提供信息

了解患者工作不仅对改善系统以支持患者的居家管理任务很重要，而且对医护人员做出可能超出患者和家庭能力的治疗决定时也很重要。例如，使用胰岛素治疗时要求患者除了使用正确的胰岛素产品外，还要密切监测和控制自身的热量摄入。这一要求对部分老年患者来说是具有挑战性的。因此，在决定如何管理糖尿病时，不仅要与患者合作进行临床风险－效益分析，还要对患者在家中安全使用胰岛素产品的能力进行联合评估。在一项对胰岛素相关低血糖导致的急诊科就诊病例分析研究中（Geller 等，2014），80 岁及以上的患者使用胰岛素疗法的受伤害风险最高，由于他们无法协调食物摄入和胰岛素方案，因而无法确保使用正确的剂量和产品。

人们一直在努力将患者的负担纳入治疗决策中（如通过共同决策），以减轻治疗负担，并根据人们日常生活的实际情况调整治疗方案（Sav 等，2015）。可鼓励医护人员，也可以通过设计流程、合作讨论，以便在决策过程中硬性规定患者的偏好和目标（Tinetti 等，2019）。数据科学和人工智能的进步也可以减轻患者在护理协调中的负担（Randhawa 等，2019）。

同样，医护人员需要评估患者自我护理能力的工具，以了解自我护理的要求是否超过了患者在家中工作系统的能力（Irvine-Meek 和 Gould，2011）。当患者从医院出院回家时，患者的角色从主要是被动接受护理（被提供膳食和药物）变为主要是自我管理（包括将新的药物与去医院前的药物相协调）。基于人因工程学方法，对患者在家的工作系统进行结构良好的评估，可以为医护人员提供信息，以便他们能够更好地与患者合作，安全度过过渡期（Xiao 等，2019）。

专业工作和患者工作之间有一个重要区别，患者有时会发生完成任务所需能力受限的情况，这包括日常生活依赖、情绪困扰、社会隔离，以及疼痛、疲劳、呼吸困难、睡眠困难、情绪低落和焦虑等症状负担（Patel 等，2019）。

因此，需要根据预期的性能限制因素来评估患者执行的健康相关任务。医疗专业人员可以利用他们对患者工作的理解，根据家庭情况、合并症、大量使用药物及治疗的特点、对医疗护理提供者的信任，更好地调整治疗方案（Sav 等，2015）。生活贫困本身就会限制患者在自我护理方面的能力，因此需要额外的努力来简化患者的健康相关工作（Nwadiuko 和 Sander，2017）。

回到 Gloria 的故事

Gloria 的女儿 Tracey 做了大量与健康有关的活动，但这些活动往往没有得到认可或不被重视。比如，她在母亲住院期间学习了更多关于疾病护理的知识。她从家庭护士那里学习了药物管理的做法，并利用各种工具来管理从不同场景下收到的大量纸质文件。Gloria 的工作系统还包括附近的药剂师，因为 Tracey 认为药剂师是重要资源，比医院或诊所的医生更容易获得。

本书的每一章都介绍了有助于我们理解这种患者工作、支持患者工作的方式及必要的方法论。但这应被看作只是初始的步骤，因为当面对开发以患者为中心的新科学工具、了解患者的需求、为患者设计及支持患者实现健康相关的目标等方面的挑战时，再怎么强调都不为过。每个患者的工作系统都有一套独特的特点，从管理化疗，到术后恢复，再到管理慢性健康状况。患者工效学正如本书作者所设想的那样，开始勾勒出挑战，并提出了开发以患者为中心的工具为契机，这些工具有可能重新定义医疗行业的角色地位，以更好地支持个人追求健康相关的目标。在一个不断变化的新兴环境中进行患者工作的研究时，需要无限的创造力和真正的热情。

Yan Xiao，PhD
University of Texas at Arlington，Arlington，Texas

Richard Young，MD
John Peter Smith Health Network，Fort Worth，Texas

参考文献

[1] Bailey, S. C., Oramasionwu, C. U., & Wolf, M. S. (2013). Rethinking adherence: A health literacy-informed model of medication self-management. *Journal of Health Communication, 18*(Suppl 1), 20–30.

[2] Boyd, C. M., Wolff, J. L., Giovannetti, E., Reider, L., Weiss, C., Xue, Q. L., ... Rand, C. (2014). Healthcare task difficulty among older adults with multimorbidity. *Medical Care, 52*(Suppl 3), S118–125.

[3] Carayon, P., Wooldridge, A., Hoonakker, P., Hundt, A. S., & Kelly, M. M. (2020). SEIPS 3.0: Human-centered design of the patient journey for patient safety. *Applied Ergonomics, 84*, 103033.

[4] Davis, T. C., Wolf, M. S., Bass, P. F., 3rd, Middlebrooks, M., Kennen, E., Baker, D. W., ... Parker, R. M. (2006). Low literacy impairs comprehension of prescription drug warning labels. *Journal of General Internal Medicine, 21*(8), 847–851.

[5] Gallacher, K., May, C. R., Montori, V. M., & Mair, F. S. (2011). Understanding patients' experiences of treatment burden in chronic heart failure using normalization process theory. *Annals of Family Medicine, 9*(3), 235–243.

[6] Geller, A. I., Shehab, N., Lovegrove, M. C., Kegler, S. R., Weidenbach, K. N., Ryan, G. J., & Budnitz, D. S. (2014). National estimates of insulin-related hypoglycemia and errors leading to emergency department visits and hospitalizations. *Journal of the American Medical Association Internal Medicine, 174*(5), 678–686.

[7] Holden, R. J., Carayon, P., Gurses, A. P., Hoonakker, P., Hundt, A. S., Ozok, A. A., & Rivera-Rodriguez, A. J. (2013). SEIPS 2.0: A human factors framework for studying and improving the work of healthcare professionals and patients. *Ergonomics, 56*(11), 1669–1686.

[8] Irvine-Meek, J. M., & Gould, O. N. (2011). Psychometric evaluation of a self-medication assessment tool in an elderly population. *The Canadian Journal of Hospital Pharmacy, 64*(1), 16–24.

[9] Jowsey, T., Yen, L., & Mathews W, P. (2012). Time spent on health related activities associated with chronic illness: A scoping literature review. *BioMed Central Public Health, 12*, 1044.

[10] Keller, S. C., Cosgrove, S. E., Kohut, M., Krosche, A., Chang, H. E., Williams, D., & Gurses, A. P. (2018). Hazards from physical attributes of the home environment among patients on outpatient parenteral antimicrobial therapy. *American Journal of*

Infection Control, 47(4), 425–430.

[11] Klein, H. A., & Isaacson, J. J. (2003). Making medication instructions usable. *Ergonomics in Design, 11*, 7–11.

[12] Kongkaew, C., Hann, M., Mandal, J., Williams, S. D., Metcalfe, D., Noyce, P. R., & Ashcroft, D. M. (2013). Risk factors for hospital admissions associated with adverse drug events. *Pharmacotherapy, 33*(8), 827–837.

[13] Lippa, K. D., Klein, H. A., & Shalin, V. L. (2008). Everyday expertise: Cognitive demands in diabetes self-management. *Human Factors, 50*(1), 112–120.

[14] Morrow, D. G., Weiner, M., Young, J., Steinley, D., Deer, M., & Murray, M. D. (2005). Improving medication knowledge among older adults with heart failure: A patient-centered approach to instruction design. *Gerontologist, 45*(4), 545–552.

[15] Murray, M. D., Morrow, D. G., Weiner, M., Clark, D. O., Tu, W., Deer, M. M., ... Weinberger, M. (2004). A conceptual framework to study medication adherence in older adults. *The American Journal of Geriatric Pharmacotherapy, 2*(1), 36–43.

[16] Nelson, E. C., Meyer, G., & Bohmer, R. (2014). Self-care: The new principal care. *The Journal of Ambulatory Care Management, 37*(3), 219–225.

[17] Nwadiuko, J., & Sander, L. D. (2017). Simplifying care: When is the treatment burden too much for patients living in poverty? *BMJ Quality & Safety, 27*(6), 484–488.

[18] Patel, K. V., Guralnik, J. M., Phelan, E. A., Gell, N. M., Wallace, R. B., Sullivan, M. D., & Turk, D. C. (2019). Symptom burden among community-dwelling older adults in the United States. *Journal of the American Geriatric Society, 67*(2), 223–231.

[19] Presley, C. J., Soulos, P. R., Tinetti, M., Montori, V. M., Yu, J. B., & Gross, C. P. (2017). Treatment burden of Medicare beneficiaries with stage I non-small-cell lung cancer. *Journal of Oncology Practice, 13*(2), e98–e107.

[20] Randhawa, G. S., Xiao, Y., & Gorman, P. N. (2019). Designing a "thinking system" to reduce the human burden of care delivery. *Generating Evidence & Methods to Improve Patient Outcomes (Wash DC), 7*(1), 18.

[21] Sav, A., King, M. A., Whitty, J. A., Kendall, E., McMillan, S. S., Kelly, F., ... Wheeler, A. J. (2015). Burden of treatment for chronic illness: A concept analysis and review of the literature. *Health Expectations, 18*(3), 312–324.

[22] Shih, Y. C., Ganz, P. A., Aberle, D., Abernethy, A., Bekelman, J., Brawley, O., ... Schnipper, L. (2013). Delivering high-quality and affordable care throughout the cancer care continuum. *Journal of Clinical Oncology, 31*(32), 4151–4157.

[23] Tinetti, M. E., Naik, A. D., Dindo, L., Costello, D. M., Esterson, J., Geda, M., ... Blaum, C. (2019). Association of patient priorities-aligned decision-making with patient outcomes and ambulatory health care burden among older adults with multiple chronic conditions: A nonrandomized clinical trial. *JAMA Internal Medicine, 179*(12), 1688–1697.

[24] Tran, V. T., Harrington, M., Montori, V. M., Barnes, C., Wicks, P., & Ravaud, P. (2014). Adaptation and validation of the Treatment Burden Questionnaire (TBQ) in English using an internet platform. *BioMed Central Medicine, 12*, 109.

[25] Xiao, Y., Abebe, E., & Gurses, A. P. (2019). Engineering a foundation for partnership to improve medication safety during care transitions. *Journal of Patient Safety and Risk Management, 24*(1), 30–36.

译者前言

本书系统综述了患者工效学的理论和方法，以及如何利用患者工效学提升患者工作效率，以辅助诊疗过程并提高患者满意度，是一部极具价值的实践指南。

译者经常以专家身份参加医疗行业的各种会议，讨论各种问题，但却发现受邀方每每都缺少一方重要的利益代表——"患者"。似乎在医疗行业中，我们服务的对象却成了缄默无语的隐形人。两千多年前的西医之父希波克拉底将医患关系比作师生关系，意在提醒每一位医者，患者的重要性。患者不是我们的服务客体，而是我们服务团队中的一员，甚至是我们的授业恩师。虽然科学技术突飞猛进，但我们会频频发现，人类思想的哲学思辨却经常不得不回到几千年前的过去……

患者工效学就是人因工程学在医疗卫生领域的一种哲学思辨应用，其利用人因工程学及其他相关学科（人机交互等）的理论和方法来研究和改善患者工作。患者工作则是患者及其照护者（如家庭成员）等围绕患者开展的从预防到诊疗到康复护理等一系列工作，其核心在于将"以患者为中心"的理念融入设计之中，考虑患者因素在诊疗过程中的影响和作用，终极目标是提升诊疗效率，提高患者满意度。患者工效学强调患者工作的重要性，将患者在诊疗过程及其延续过程中的作用纳入流程优化的考虑范围之内。目前，我国关于患者工效学的研究尚处在初期，并且相关研究呈碎片化状态，缺乏完整的系统理论和指导方法，无法对实践起到支撑作用。而本书恰好填补了这一空白，从理论方法到实践应用，以一种跨学科的综合视角系统勾勒出患者工效学这一概念，相信本书中文版的出版将为我国患者工效学的研究提供发展方向和理论指南。

本书汇总了患者工效学的前沿理论和方法，具有跨学科的交叉性特点，涵盖了定量和定性方法、传统和新兴方法、现实实践和理论研究，框架和细节并存。原书序中以一名慢性阻塞性肺疾病患者 Gloria 再入院的故事开篇，向我们展示了家庭成员作为患者院外照护者是如何开展患者工作的，又是如何在患者诊疗和康复中发挥重要作用的。

对从事不同领域工作的人，关注患者工作的角度和内容也有所不同，如第 1 章的例子，通过使用可穿戴设备、机器人或其他的信息技术（移动健康技术、线上社区）等方式开展患者工作，医生关注其是否能够加强医患沟通，社区工作者关注其是否能够有效提高患者依从性和患者自我管理的效果，系统或设备的开发者和设计者则关注如何提升患者和医生使用的满意度，患者则可能更关注其易用性和个性化服务。与此同时，其他学科的发展（如老年医学、护理学、公共卫生等）也能更好地促进患者工效学研究和实践的进步，不同的环境背景下，患者工作的参与者和流程都不相同，这种学科之间的交叉互动使得患者工效学的发展兼具广泛性和包容性，也就更需要系统地对其所涉及的领域、理论、方法和实践进行整合。

本书不仅概述了患者工效学的常用理论，如第 2 章介绍了患者工作相关的认知理论，从个体认知理论到如何将个体认知扩展到社会环境的分布式认知理论，再到从更广泛的系统视角看待患者工作的分布式认知理论；第 3 章介绍了从生理机体层面支持患者工作的患者人体工程学及其应用；第 4 章介绍了宏观人体工程学在患者工作中应用的理论模型及实践设计。

同时，本书还探讨了患者工效学应用的领域，如第 5 章介绍了健康信息技术在实践中的设计、实施和应用；第 6 章探讨了患者与专业人员沟通过程中的影响因素及技术；第 7 章探讨了患者自我管理过程中的患者工效学应用；第 8 章探讨了患者如何参与到"患者安全"工作的决策和实施过程。

最后，本书还介绍了患者工效学的传统和新兴的方法，如第 9 章介绍了患者工效学研究中可能涉及的传统研究方法——田野调查法；沿着这一思路，第 10 章介绍了完成"以患者为中心"的工程学设计后，如何干预研究对象及如何评估；第 11 章和第 12 章分别介绍了开展患者工效学研究的定量和定性方法；第 13 章则向我们介绍了患者工效学中的新兴方法和项目——患者和公众参与项目的设计和实践。

对患者工效学和医院管理工作感兴趣的读者们，一定不要错过本书，翻开仔细阅读定会收获满满。本书得以顺利出版，要感谢北京大学医学人文学院的孙君瑶、李宣璇和黄黎烜，感谢他们在初稿翻译过程中的辛苦付出。本书虽经过我们反复审阅修订，但由于中外语言差异，恐遗有不当或疏漏之处，还请各位读者朋友不吝赐教。

北京大学医学部

原著前言

比起向医生支付令人头皮发麻的医药费，还是在田野里狩猎更能令人保持健康。明智的治疗取决于运动；上帝从不让人修补他的工作。

——John Dryden，1700，"*Epistle 15, To my Honour'd Kinsman, John Driden, of Chesterton*"

只是不要让人因完全无法成为一大因素。

——Andrew Bird，2005，"*Tables and Chairs*"

健康，很大程度上由其所影响的人群来控制。多数人的健康工作跨越了数十年。大部分健康工作都是由患者、家庭成员或其他非专业人员日常完成的。这被称为患者工作，它经常发生在家庭和社区中，患者和其他非专业人员也在专业护理环境中为护理做出了贡献。健康工作也以医疗卫生保健专业人员进行的临床护理和治疗的形式发生，这被称为专业工作，主要发生在医院、初级保健诊所和类似的环境中，尽管它如今越来越多地发生在家庭和社区环境中，但很少只发生在某一种环境中。正如愤慨的 Dryden 在给他堂兄 John 的信中写道，"让患者与专业健康工作相互对抗是没有价值的。我们甚至可以说这两种工作是相互依存的，并且是同样必要的：'患者'喝'医生开的药'；临床医生询问我们的'运作情况'，并在我们身体内的'田地'里放入一些可供吸收的'东西'"。

然而，我们的研究、资金、政策制定和关注在正式的医疗卫生保健服务机构的分配中不成比例。虽然专业护理是不可替代的，但据估计，其对一个人的总体健康仅贡献 10% 甚至更少。因此，现在是时候将我们对医疗卫生保健的愿景扩展到听诊器、实验室工作服和 X 线摄像机之外了。我们试图将更多的研究、资金、政策制定和关注给予患者工作，即患者、家属及其他非专业人员为自己和彼此所做的与健康相关的努力活动。我们努力通过纳入"患者"及其周围的人来增强健康和医疗卫生保健的心理形象。

作为研究人员和工程师（以及患者、护理人员、倡导者和非营利组织领导者等其他人员），我们的最终目标是研究和改善患者工作。人因的纪律有助于实现这一目标。本书的读者将从作为人因应用先锋的患者工效学社区成员编写的章节中了解到如何研究并改善患者工作。

我们感谢这些贡献者和患者工效学社区的其他成员。他们是我们的朋友和合作者，而且常常是我们的灵感来源。感谢我们的导师和学员，使我们实现并成就自己。感谢专业协会的支持，尤其是人因工程学学会（HFES）和美国医学信息学会（AMIA），使得患者工效学会议自 2014 年来能够定期召开。对于我们的家人和朋友，我们永远心存感激。

在写下这篇前言时，我们正经历着前所未有的变局。COVID-19 大流行正在改变世界和我们的日常生活。为了我们和公众的健康，我们正在积极应对。感谢英勇的医疗卫生保健专业人员一如既往地提供基本护理，他们冒着被新型冠状病毒感染的风险去工作。与此同时，我们承认数十亿人必须将身心健康掌握在自己手中。即使成为患者，我们仍需要考虑洗手、锻炼、保持距离、保持头脑清醒、服药、量体温、注意流感样症状、注意饮食、安抚孩子、安抚我们自己等各种事情，并且比以往任何时候都更加清楚地认识到我们应为自己和他人做大量健康工作。当前的现实凸显了患者工效学的基本需求，同时也帮助我们了解并推进此项工作的开展。

因此，无论您是考虑将您的技能应用于患者工效学领域的人因专家，还是寻求学习不同学科知识的健康科学专业人员、学生、患者、家庭成员或媒体工作者，都应谨记让人因成为影响患者工效学的重要因素。

Rupa S. Valdez
Charlottesville，Virginia

Richard J. Holden
Indianapolis，Indiana

献　词

我们为患者及其家人创作了这本书。

我们要把这本书献给我们的家人，感谢他们的耐心。

我们要把这本书献给 Carly 和 Roman，也献给我的第一个圈子："使我感到如此亲近的人，很难想象没有他们的生活 ❶。"

---

❶ Antonucci, T. C., & Akiyama, H.（1987）. Social networks in adult life and a preliminary examination of the convoy model. *Journal of Gerontology*, 42(5), 519–527.

目 录

第一篇　患者工效学概述

第 1 章

患者工效学：患者工作的科学（和工程）/ 002

一、患者是否工作 / 002

二、人因方法有帮助吗 / 008

三、患者工效学是"独立学科"吗 / 009

四、为何是患者工效学，为何是现在 / 012

五、患者工效学的科学与实践现状 / 014

六、精益诊疗和人本诊疗 / 015

七、关于本书 / 016

八、结语 / 016

第二篇　患者工效学理论

第 2 章

患者认知工效学：认知理论在患者工作中的应用 / 018

一、患者工作的认知理论 / 018

二、分布式认知方法：扩展个体认知 / 022

三、对未来研究和实践的建议和启示 / 030

第 **3** 章

患者人体工效学：理解并支持患者工作的身体层面 / 035

一、定义患者人体工效学 / 036

二、文献中的患者人体工效学 / 038

三、患者人体工效学与其他领域患者工程学的交叉点 / 048

四、个案研究：家庭医疗保健设备设计 / 048

五、个案研究：跨环境的患者身体功能 / 052

六、讨论及结论 / 055

第 **4** 章

患者工作的宏观人体工程学：使患者参与改善其工作的社会技术环境中 / 057

一、患者工作：背景 / 系统的重要性 / 057

二、什么是宏观人体工程学 / 059

三、患者工作的宏观人体工程学模型 / 062

四、以患者为中心的护理的宏观人体工程学 / 066

五、患者就诊之旅 / 070

六、对患者工作的宏观人体工程学研究及实践的建议和影响 / 075

七、结论 / 077

第三篇　患者工效学的主导因素

第 **5** 章

消费者健康信息技术：将人体工程学融入设计、实施和使用中 / 080

一、管理健康信息的数字化方法 / 081

二、常见的消费者健康信息技术应用及其使用 / 082

三、消费者健康信息技术的设计、实施及使用中的患者工效学问题和考虑因素 / 089

四、结论和对人体工程学从业人员的建议 / 099

第 **6** 章

患者与专业人员的沟通 / 102

一、沟通：背景和相关理论 / 103

二、衡量沟通 / 109

三、人为因素在沟通中的运用 / 111

四、卫生信息技术和患者与医生的互动 / 114

五、个案研究 / 117

六、建议 / 123

第 **7** 章

人为因素与患者的自我护理 / 124

一、自我护理、慢性病护理和慢性病护理模式 / 126

二、沟通、协调、交接和远程医疗 / 129

三、患者自我护理的专业知识 / 133

四、自我保健和慢性病护理的未来 / 137

五、一个自我保健的典范 / 139

六、总结和建议 / 140

第 **8** 章

患者参与安全工作：患者是最终的利益相关者 / 142

一、患者在报告错误方面的作用 / 143

二、患者参与安全工作的人为因素视角 / 144

三、患者是信息空间的核心 / 145

四、患者与医生的合作 / 153

五、建议 / 154

第 **9** 章

患者工效学的田野研究法：访谈、焦点小组、调查及
观察 / 158

一、访谈 / 158

二、焦点小组 / 161

三、定性调查和定量调查 / 162

四、观察 / 164

五、个案研究 / 165

六、建议 / 170

第 **10** 章

设计和可用性方法：患者及家属干预措施的敏捷创新和
评估 / 172

一、敏捷创新：以用户为中心的设计过程 / 173

二、从患者及家属设计评估中得到的经验 / 180

三、在"给患者权力"项目中应用以用户为中心的设计和评估 / 184

四、总结 / 187

第 **11** 章

用于分析患者工效学实验研究的定量方法 / 189

一、个案研究：家庭健康史收集的对话式界面 / 190

二、从实验性患者工效学研究中收集的数据 / 193

三、了解数据、数据分布以及误差计算的边际 / 196

四、两个总体的比较 / 201

五、对患者工效学研究人员的建议 / 203

第 **12** 章

患者工效学的新兴方法 / 207

一、新兴的定性方法 / 207

二、虚拟现实及增强现实技术 / 210

三、传感器和物联网 / 211

四、游戏化 / 215

五、个案研究：摄食 / 216

六、建议和未来方向 / 219

第 **13** 章

通过患者和公众对研究项目的参与提高患者工效学 / 220

一、患者和公众参与（PPI）简介 / 221

二、患者工效学的 PPI 案例研究 / 225

三、PPI 如何才能与患者工效学项目产生积极共鸣 / 230

四、结论和建议 / 235

第五篇　结　论

第 **14** 章

应用人因工程学来研究并改进患者工作：主要收获及下一步行动 / 240

一、医疗中的人因工程学 / 240

二、有关患者工效学的十大收获主题 / 241

三、患者工效学的下一步 / 248

第一篇

患者工效学概述

第1章　患者工效学：患者工作的科学（和工程）

Richard J. Holden　Rupa S. Valdez　著

　　患者工效学（patient ergonomics）是患者工作的科学（和工程）。更正式地说，患者工效学是人因工程学（human factors and ergonomics，HFE）或相关学科（如人机交互、可用性工程）在研究或改善患者和其他非专业人士追求健康目标的行动应用中所产生的一门学科（Holden 和 Valdez，2018）。这些工作活动可独立于医疗保健专业人员进行，也可与医疗保健专业人员协同进行。这一定义中嵌入了患者工效学以下三个核心假设。

　　1. 没有受过健康相关专业培训的人员，如患者、家属和社区成员，所实施的目标驱动的、为之付出努力的、健康相关的和有结果的活动归属于患者工作。

　　2. 人因工程学的理论和方法对研究和改善患者工作是适用且有效的。

　　3. 研究和改善患者工作需要调整现有的和新发展出的人因工程学手段，以满足患者工作的具体特征和不同工作环境的需求。

一、患者是否工作

　　与其提供一个简单的答案（可能为"是"），不如让我们研究一个争议较小的前提，即管理一个人的健康需为之付出努力。工作涉及预防疾病、治疗疾病以及防止状况恶化或导致不良后果（如生活中断、发病率和病死率升高）。管理健康是合理的"工作"，原因有三个方面：①管理健康需付出努力的；②此项工作有目标驱动；③管理工作应有始有终。这意味着它会产生一些重要结果。这种工作概念与 Hal Hendrick 对工作的定义（Hal Hendrick，2002）不谋而合，即其为"任何形式的人类努力或活动，包括娱乐休闲活动"。波兰哲学家 Jastrzebowski（1857）在此之前就提出了这个宽泛的概念，他创造了"人体工程学"这一术语，并将其定义为"涵盖人类活动所有方面，其中包括劳动、娱乐、推理和奉献"（Karwowski，2005）。

从事健康相关工作的人群中包括医疗保健专业人员，后者接受过向他人提供医疗卫生服务的专业培训，通常有正式工作并且因此获得报酬。家人、朋友和社区的其他成员（如教友、村民或网友）构成了在医疗保健专业人员之外的从事健康相关工作的人群。这些人（有时被称为"非正式医护人员""家庭医护人员""支持人员"或"家庭护理员"）直接从事或协助健康相关工作，他们可能会因此而获得报酬。

最后，同样重要的是，人们为自己从事健康相关工作。人们为自己寻找食谱、购买食材和准备餐食，这些也是在从事健康相关工作。这类人群在医疗卫生系统中没有正式名称，因为他们不是医护接受者或患者，但人们可以称他们为"健康寻求者""健康参与者""公众"，或者仅仅是"人"。

再举一个不同的实例，手部有撕裂伤（一种急性病）的患者在寻求紧急医护并支付费用时做一些临时工作，从而试图避免因治疗后感染而导致日常活动（如穿衣、打字或锻炼）的改变。一位慢性病患者因心脏病再次发作导致慢性心力衰竭且依赖轮椅活动，他每天都在努力学习适应其疾病和残疾身份，监测和应对病症，与临床医生互动并管理新的药物治疗活动（如药物的采购、准备、管理和监控等）。

在上述实例中，尽管患者努力的类型、程度、难度、时间、分布和负担可能有所不同，均存在患者为健康付出的努力，并且均有与健康相关的目标来激励这些努力。最后，在每个例子中，人们从生活质量到随后昂贵或改变生活的治疗或死亡的需要出发，思考做什么、如何做以及如何达成预期后果。患者行动的结果可以是近端或远端的，理想的或不理想的（Holden 等，2013）。

（一）定义患者工作

患者工作一词被社会学家 Anselm Strauss 推广，他将其定义为"患者或其家庭成员为生产某个东西或完成某事而付出的努力及投入的时间"（Strauss，1993）。

Strauss 及其同事研究了在医院、家庭和社区环境中的患者工作，并确定了几种类型或"工作线"（Corbin 和 Strauss，1985）。例如，他们区分了由"疾病工作"组成的医疗任务、由"日常生活工作"组成的个人或家庭活动，以及由"传记工作"组成的与疾病相关的身份和自我概念的调整。

上述和后来的研究人员还论述了"衔接"或后勤工作人员，包括患者和他们的非正式照护者（Timmermans 和 Freidin，2007），协调、计划和推进其他形式的工作，如账单支付、就诊出行、医疗服务用品获取或人际网络培养，从而帮助急性事件后的生活和康复（Corbin 和 Strauss，1988）。

（二）患者工作是否可见

关于患者工作的社会科学研究的一个重要发现是，患者工作的全部或部分可能是不可见的：其存在不被承认，其效果不被认可，或者其效果被低估。可见性和不可见性的概念通常与医疗保健专业人员相关。Ancker 等（2015）描述了一些医疗保健专业人员忽视了他们的患者花在与保险公司打交道、医疗信息中的错误以及临床医生之间的医疗信息传递的时间，一位同仁将其称之为"人类拇指驱动器"的角色（人际交流，April Savoy）。慢性病患者每年必须进行数以千计的自我护理推荐活动（Steiner，2012），通常每天需要花费数小时（Jowsey 等，2012），这表明坚持和依从性（此术语表示具有传达患者工作实际努力的功能）等的匮乏。此外，Brennan"护理之间的护理"的概念表明，患者和家属在正式医疗保健服务的空档区间所做自我护理工作在数量、频率和效果上都远超过正式医疗保健服务本身（Brennan 和 Casper，2015）。举例来说，一个人每年约有 5840 小时醒着，即使是每个月 0.5 小时的医疗预约也仅占 0.1%。事实上，安排预约、获取和使用交通工具赴约以及完成相关文书工作所需的时间和精力可能会超过花费在临床医生身上的年度增值时间。

当患者工作活动未被发现或未被重视时，患者可能得不到正式帮助并被期望独自完成（Ancker 等，2015）或可能无法提前获得帮助，从而导致"反应性和爆发性"活动（Unruh 和 Pratt，2008）。临床医生和患者双方也可能在患者能够做什么、需要什么或想要什么方面产生分歧（Gorman 等，2018；Werne 等，2019）。当设计师忽视患者工作时，他们就无法设计出适应患者和其他非专业人士自我健康管理角色的系统。一位同仁曾经提出，患者工作"永远不会出现在任何人的流程图中"（人际交流，Laurie L. Novak）；本书的目标之一是确保患者工作得到重视。

（三）健康相关工作的新形象

最近，我们使用谷歌图片搜索引擎进行了一次非正式搜索，以探索公众对健康和医疗保健的看法，检索结果出人意料（Holden 和 Valdez，2019b）。"健康"和"医疗保健"的角色形象主要为穿着医护工作服的专业人士，其中的典型形象是一位双臂交叉、穿着实验室制服的医生。患者和其他非专业人士并不经常出现，尽管"健康"这一关键词搜索出现的人物图像偶尔会包括慢跑或保持瑜伽姿势的苗条年轻人。其典型情景是"医疗保健"的病房或走廊，以及有利于"健康"的阳光明媚的户外。这两个关键词的检索都产生了大量的医学图像，如墨丘利的节杖、红十字、心脏和心电图（EKG）波形。令人惊讶的是，"医疗保健"的主要形象是听诊器（医疗保健专业人员的一种工具），而"健康"这一关键词的搜索显示了听诊器惊人的"霸屏"（Holden 和 Valdez，2019b）。

尽管患者在上述检索实践中基本没有出现，但 Strauss 等于 1982 年在一篇文章中进行了如下描绘。

> 无论是眼光敏锐的荷兰现实主义者还是 Parson 最近描绘的患者经典形象，都是一名因急性病而暂时被动且顺从的患者正在由一位积极的医生治疗，并得到同样积极的护理人员的帮助。

相关的荷兰画作可能是图 1–1A 的那幅，它是 17 世纪荷兰画家 Jan Steen 的油画作品《医生的来访》（约 1660 年）。与那个时代其他艺术作品的特征相似（Dixon，1995），Steen 的画作将医生作为中心人物，冷静且自信，而把患者当作被动的、偏离中心位置的存在。（顺便说一句，谷歌图片搜索"患者"会出现大量内容丰富但被动的患者，他们仰卧在医院病床或检查台上，被一位富有同情心的医疗保健专业人员照护）。如果忽略两个中心人物间的交流，画中正在执行的任务是医学属性的：医生测量脉搏，助手收集尿液样本于玻璃容器中。我们观察到这一图像和人因工程学（HFE）在医疗卫生保健中的应用之间存在如下的显著联系（Holden 和 Valdez，2019a）。

> 它充当了 Donchin 和 Gopher（2014）所著《围绕病床：医疗保健中的人为因素和安全》的精妙封面。这本书的书名暗示了患者的中心地位，但其内容主要集中在围绕患者的临床团队。该书的

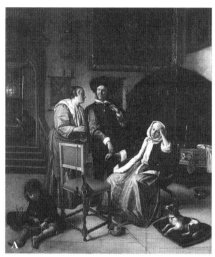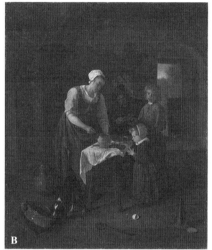

图 1-1　A. Jan Steen 的《医生的来访》（约 1660 年）展示了一位医生正在照顾一位被动的、遭受痛苦的患者；B. Steen 的《农家就餐》（"餐前恩典"）（约 1665 年）代表了健康的另一种观点，即人们在家庭和社区环境中进行的日常活动（图片来自 Wikimedia Commons，是二维公共领域艺术作品的忠实摄影的复制品）

24 章内容涵盖了重要的 HFE 应用，以改善临床团队的"专业工作"（Holden 等，2013）。通常，在成人重症监护病房（ICU）、新生儿重症监护病房、急诊科或手术室等环境中，患者的被动可能是由于无能力或镇静。

医疗保健专业人员的工作非常重要，值得 HFE 社区研究重点关注。然而，这只是 HFE 可以学习和改进的工作的一部分。为了传达另一部分，即患者工作，我们提出了图 1-1 底部的这幅画，即 Steen 的《农家就餐》（"餐前恩典"）（约 1665 年）。

我们认为，一家人围坐在家里吃饭的画作可以作为健康和医疗卫生保健的最新形象——描绘人们"从居家服药到进餐时间和锻炼"的日常活动对他们健康的影响（Holden 和 Valdez，2019a）。

当然，专业和非专业工作都很重要，它们有时会同时发生或是相互关联（Ozkaynak 等，2018）。我们的论点是 HFE 方法可以应用于两者及其交叉点，我们称之为"协同工作"（Holden 等，2013；Valdez 等，2015）。

二、人因方法有帮助吗

HFE 的最终目标是"增强人类工作效率"（Dempsey 等，2000）。最初，HFE 在医疗卫生保健中的应用将此目标解释为支持医疗保健专业人员（Donchin 和 Gopher，2014；Karsh 等，2006）。随着时间推移，HFE 可以明显地改善更广范围参与者的表现，其中包括专业人士、患者和家庭成员（Holden 等，2013）。

HFE 专业人士实现改善工作效率目标的方式是在社会技术系统背景下研究和设计人类与其他元素（如技术、任务）之间的交互（Carayon，2006；Wilson，2014）。因此，如果患者使用技术、家庭成员执行护理任务或社区成员与他们所处环境的互动，HFE 可发挥用武之处。

HFE 及相关的社会技术学科——人机交互、实用性工程和应用心理学，这仅是几例——以其众多的研究和提高工作效率的方法而著称。HFE 方法的统计列表罗列了数以百计的方法（Stanton 等，2013）。HFE 方法纷繁复杂，如工作流分析（Carayon 等，2012）、认知任务分析（Cooke，1994）和本身有数百种变体的设计（Kumar，2012）。为了说明 HFE 方法的多样性，图 1-2 显示了 2014 年对几部 HFE 方法教科书的目录非正式执行的词云分析。

该图表明有许多方法可用，它们集中在任务和流程、模拟、可视化、设计和可用性、团队和沟通、认知和决策、错误和恢复力及工作量等领域。

这些方法及其相关理论和工具可以通过三种广泛的方式应用于患者

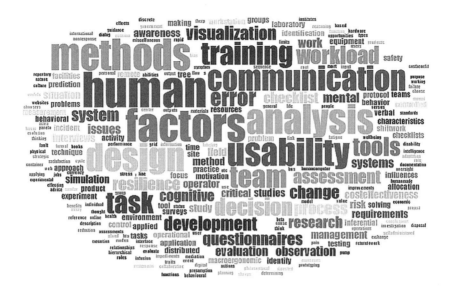

图 1-2　人因工程学的许多方法可用于研究和改善患者工作

工效学，分别对应工程的三个一般阶段，即研究或分析问题、设计和开发解决方案，以及测试解决方案。表 1-1 说明了对患有慢性心力衰竭的老年人的一系列研究如何在这三个阶段运用 HFE 理论和方法。正如本手册通过许多其他示例所展示的，患者工效学并不缺乏需要进一步研究和尝试解决的问题，其中包括患者与专业人士的沟通（见本书第 6 章）、人为因素与患者的自我护理（见本书第 7 章）和患者安全相关的问题（见本书第 8 章）。显然，还需要设计以患者和家庭为中心的解决方案，并测试它们的可用性、可接受性和其他效果（见本书第 5 章和第 10 章）。

三、患者工效学是"独立学科"吗

患者工效学并不是全新的，这一点我们将在下一部分展示。相反，它是围绕由科学家、实践者和其他工作符合上述定义的人组成的实践社

表1–1　人因和人体工程学理论和方法在三个广泛工程阶段的应用对
患有慢性心力衰竭的老年人的研究实例

例　子	阶　段	理论或框架	方　法
自我保健的工作系统障碍和促进因素研究（Holden，Schubert，Eiland 等，2015；Holden，Schubert 和 Mickelson，2015）	研究	社会技术系统	工作系统分析
研究患者、护理人员和临床医生用于药物管理的认知性产品（Mickelson 等，2015）	研究	分布式认知	产品分析
药物管理的宏观认知工作流程研究（Mickelson 等，2016）	研究	宏观认知	工作流程分析
有意和无意用药不依从事件的研究（Mickelson 和 Holden，2018a）	研究	人为错误分类 / 弹性工程	事件分析
日常健康相关决策的研究（Holden，Daley等，2020；Mickelson 和 Holden，2018b）	研究	自然决策	认知任务分析
创建代表可辨别用户组的角色（Holden，Daley 等，2020；Holden 等，2017）	设计	交互设计	人物角色
支持患者自我护理管理的移动应用程序迭代原型设计（Cornet 等，2020；Srinivas 等，2017）	设计	以用户为中心的设计	快速原型
与患者进行参与式会议设计，以开发新型健康信息展示（Ahmed 等，2019）	设计	参与式设计	参与式设计
基于实验室的患者应用程序原型测试，评估可用性、可接受性和心理负担（Cornet 等，2017，2019）	评估	可用性工程	基于任务的可用性测试
专为患者开发的应用程序专家检查（Cornet 等，2020）（见本书第10章）	评估	可用性工程	启发式评估

区的边界。除了患者工效学外，这个实践社区的成员可能有不同的兴趣。例如，本书的大多数撰稿人也用 HFE 来研究或改进临床工作，相当多的人在健康相关领域外应用了 HFE，有些人通过应用 HFE 之外的学科（如护理学、老年病学和公共卫生学）解决患者工作。这种多样性决定了患者工效学中交流互补和学科交叉的受欢迎程度。

将患者工效学的标签应用于实践社区使其成为一个独特领域，可以说是独立的学科或子学科。这样做可以促进患者工效学并吸引外部学者和从业者。对于那些应用 HFE 研究和改善医疗卫生保健服务的人来说，患者工效学提供了一种方法以拓宽他们的关切范围，并在专业人士和非专业人士合作的情况下使他们认识到患者工作的作用。例如，被临床医生使用的电子健康记录系统的设计者将逐渐受益于额外考虑工具，如患者门户、安全的医患消息沟通和面向患者的应用程序，将这些技术集成起来以促进医患协作（Valdez 等，2015）。再举一个例子，研究临床决策的学者将不可避免地转向共享决策和消费者决策辅助（Stacey 等，2017；Stiggelbout 等，2012）。

对患者工效学特定适应性的需求

如上所述，患者工效学通过借鉴和贡献于各种学科，以及其成员与其他实践社区的重叠成员关系与各种学科相联系。然而，患者工效学文献中的一个重要主题是，在其他领域开发或应用于临床专业人员工作的理论、方法和工具可以被以其原始形式应用，或者需要被修改以适应患者工作的程度。调整方法的论据取决于患者工作的特征及其发生环境。学者们提到的一些特征包括以下方面。

- 从事患者工作的非专业人士可能很少或没有接受过这项工作的培训。
- 执行相同类型患者工作的个人之间似乎在动机、知识或先前经验等方面存在巨大差异。

- 进行患者工作的人可能是志愿者，他们可能不会心甘情愿地承担工作。

- 患者工作可能不规范；它经常昼夜不停地发生，并与日常生活纠缠不清，对隐私、道德和其他方面造成影响。

- 用于患者工作的工具和其他资源通常是工作人员自己获得的，而不是被提供的。

- 患者工作会发生在许多环境中，其中包括在正式护理环境、家庭和社区环境及运输途中。

- 患者工作的结果通常是个人的，会影响到从事这一工作的人。

- 患者工作可能不受组织政策、支付结构或法律的公开约束（尽管社会规范和其他规则可能会产生很大影响）。

- 一个人的患者工作可能会在一生中及过渡期间（如新疾病发作或分娩）发生巨大变化。

这些和其他差异不仅有助于应用 HFE 理论，而且有助于其调整，正如本书其中几章所论证的（如第 2 章的分布式认知、第 4 章的工作系统、第 7 章中的情境意识和第 8 章的团队合作）。传统的 HFE 方法也可以应用，但在许多情况下都需要加以调整，如本书第 9～13 章所述（特别是第 13 章），主张调整方法以更好地让患者、家属和其他非专业利益相关者作为合作伙伴，而非研究和设计的主体（Carayon 等，2020）。

四、为何是患者工效学，为何是现在

两种范式的转变支持当前对患者工效学的需求和发展（进一步讨论请参见 Valdez 和 Holden，2016）。第一个是 HFE 从微观到宏观或系统层次分析的演变（Carayon，2006；Waterson，2009）。这种转变使受控实验室环境中研究个体的工具或任务不再可接受（Wilson，2014）。相反，

HFE 的专业人士必须从更广泛的角度考虑工作，在现场环境中，跨时间、环境和分析层次观察多个代理或团队间的多种身体的、认知的和组织性的交互活动（Hendrick 和 Kleiner，2002）。这种应用于医疗卫生保健或其他健康相关活动的镜头不可避免地聚焦患者和家属，将其作为这项工作的代理人，并要求 HFE 的干预措施能解决患者工作和专业医护工作。第二个范式的转变是健康和医疗卫生保健领域的舆论、法规、实践和科技进步。一个明显的例子是 21 世纪对患者参与、患者自主和医患协作的关注（Batalden 等，2016；Coulter，2002；Coulter 和 Ellins，2007；Dentzer，2013）。该领域的其他变化包括面向"消费者"的技术扩散、数据民主化，以及促进以健康为导向和整体性的而非以疾病为导向和偶发性的医护模式的支付改革（更多信息请参见 Holden，Cornet 等，2020）。我们曾争论过，HFE 研究和改进专业人士和非专业人士从事健康相关工作的时机已经成熟，而且这样做对 HFE 在健康和医疗卫生保健领域的持续价值主张至关重要（Holden 等，2013）。简言之，如果 HFE 未能在新健康范式中考虑到"患者因素"，它就有过时的危险。

　　幸运的是，HFE 和相关学科的许多从业者都对这两种同时发生的范式转变充满热情。在美国，每年都可以在人因工程学学会（HFES）年会（Holden 和 Valdez，2018，2019a；Holden，Valdez 等，2020；Holden，Valdez 等，2015；Valdez 等，2016；Valdez 等，2014；Valdez 等，2017；Valdez 等，2019）和国际医疗卫生保健研讨会（Papautsky 等，2018，2019，2020）上看到这两种范式的转变。在欧洲，"患者怎么办呢？"的问题早在世纪之交的全球患者安全运动中就被 HFE 专家就提出了（Vincent 和 Coulter，2002）。

　　患者工效学的发展一部分归功于 HFE 历史上的开创性努力，从早期改善患者体验的医院设计（Rappaport，1970）到流行的老龄化 HFE 系列（Czaja 等，2019）再到呼吁采用 HFE 方法来促进家庭健康的国家报告

（美国国家研究委员会，2011）。这些工作加上其他努力一起促成了患者工效学现今的状态，接下来我们对 HFE 进行回顾。

五、患者工效学的科学与实践现状

最近一项为期 10 年的绘图综述审查了 2007—2017 年两次 HFE 会议上发表的关于患者工效学的会议论文（Holden 和 Cornet 等，2020）。审查的目标是描述患者工效学的范围及内容并确定需要进一步关注的领域。框 1-1 总结了审查的几个结论。本书涵盖了几个经过充分研究的患者工效学领域，如技术和老年人。重要的是，数个需要更多关注的主题也被本手册涵盖了，如过度医疗和弱势群体。绘图综述中描述的各种文献中的方法也收入了本书方法论的部分（见本书第 9～12 章），并得到了很好的体现。

框 1-1　来自患者工效学为期 10 年的绘图综述的结论

- 过去 10 年中患者工效学的实践社区增长显而易见。
- 患者工效学研究最常见的目标是患者，对一般人群的研究相对较少，对非正式护理人员和其他集体（如家庭）的研究更少。
- 在患者中，老年人和慢性病患者占绝大多数。很少有论文涉及儿童、弱势群体或边缘化患者群体。
- 大多数（90%）论文报道了某种形式的医护过程研究，分为交流、用药、学习或知识、安全或错误管理、疾病自我护理、患者体验和促进健康行为的研究。少数的论文致力于其他过程，如从患者或家庭角度的医疗决策和过度医疗。
- 约 34% 的论文报道了某种形式的技术研究，通常是信息技术（如应用程序、网站），还有医疗或可穿戴装备及机器人。大多数技术研究也可归类为护理过程相关研究，例如开发支持自我护理、用药或医患沟通的软件。
- 建筑环境，尤其是居家环境，是一个不常被研究的话题。与认知或组织因素相比，患者工作的物理人体工程学因素研究也较少。
- 绝大多数论文（n=85）报道的研究目标是理解一种现象，如慢性病的自我护理，这些研究主要使用访谈、观察、调查和焦点小组等方法。
- 其次常见的目标是测试或评估干预措施（n=49），这通常在可用性测试的环境中使用性能测量。
- 一组规模较小但数量可观的研究（n=22）旨在生成或报告干预设计。
- 在这些出版物中，很少有论文报道关于干预措施有效性或安全性的实验或纵向研究。

六、精益诊疗和人本诊疗

本书源于各位编者的共同愿望，即加速和扩大患者工效学的实践社区。本书建立在健康和医疗卫生保健及 HFE 持续增长的平行运动基础上，旨在研究和改善患者及其他非专业人士的健康相关活动。其中还利用了越来越多过往工作的语料库，其中许多都在个别章节中进行了审查，一部分已经被作为 2014 年以来正在进行的关于患者工效学和患者安全的 HFES 系列小组的一部分被提出。

"精益诊疗"和"人本诊疗"的目标之一是提供信息。第一次为患者工效学提供了统一参考，收集了迄今为止分布于各个场所和学科（如 HFE、老年学、公共卫生、护理、医学信息学、人机交互等）的理论、研究、方法及应用等资料。因此，各章大部分内容都包括了对过往工作的回顾和综合。每章还介绍了新的发现与案例研究。

另一个目标是进一步发展患者工效学领域。我们包含了广泛的主题，他们共同定义了一个全面、包容的实践社区。每篇文章都包括对科学现状深思熟虑的评论和对未来工作的专家建议。为了与包容性和多学科性的主题保持一致，我们为这两部书的贡献者的多样性感到自豪，他们代表了不同国家和地区、种族和民族身份、学科和观点。这些贡献者既包括科学家或研究人员，也包括临床医生、执业医师、HFE 专业人士或政府官员，以及患者或照护者；大多数则为多类人员的组合。这种多样性是这两部书的核心优势。

最终目标是激励鼓舞其他人加入患者工效学社区，或者至少从中学习对其工作有用的经验。如果您是 HFE 或相关领域的学生或专业人士，"精益诊疗"和"人本诊疗"对 HFE 在患者及其他非专业工作中的未来应用会有一定的参考价值。另外，当您在研究或改进医疗卫生保健专业人士工作时，您可能会发现患者工效学的观点能起到帮助和补充作用。

如果您属于其他学科或实践社区，我们同样感到高兴。您的专业知识可以帮助改善患者工效学，我们也希望您能从 HFE 方法中获得价值。在许多方面，患者工效学是一项多学科工作，与其他领域有重叠和联系，从以患者和家庭为中心的健康科学到社会科学，再到系统工程和设计等转变。如果您是一位患者、家庭成员，或者只是因为从事健康相关活动并认同这两部书内容而阅读的"人"，那么我们希望我们已经公正地满足了您的经历和需求。毕竟，您是患者工效学和患者因素存在的首要原因。

七、关于本书

本书分为三个主要部分，即患者工效学的理论（见本书第 2～4 章）、领域（见本书第 5～8 章）和方法（见本书第 9～13 章）。这些理论可分为三个类别，通常是 HFE 学科，即认知、物理和组织（或宏观）人体工程学。这些领域代表了文献中最常见的患者工效学四大领域，即消费者健康信息技术、医患沟通、自我护理和患者安全。大部分患者的工作某种程度上都与这些领域相关，尽管它们并不是唯一。本书方法部分的章节多种多样，涵盖定量和定性方法、现场和实验室设置、研究和设计及传统和新兴方法。本书的每一章都包含一个或多个案例，以帮助我们联系内容与"现实世界"。

八、结语

我们希望您有读下去的欲望，因此我们将保持简洁：患者和其他非专业人士都在工作；HFE 和相关学科可以提供帮助。继续读下去，去了解如何做到，用唱作人 Andrew Bird 的话来说，就是不要让人因完全无法成为一大因素。

第二篇

患者工效学理论

第2章　患者认知工效学：认知理论在患者工作中的应用

Dan Morrow　著

　　患者工作，即患者及其非正式照护者为管理健康采取的行为（见本书第1章），涉及许多任务，如服用依赖认知过程的药物，其中包括理解信息并根据信息采取行动。因此，对于通过设计支持这项工作的工具和环境或培训患者及其非正式照护者来改善患者工作而言，有关这些过程的理论至关重要。本章总结了与患者工作相关的认知理论，其重点是分布式认知方法，因为与许多复杂工作一样，患者工作是通过个人与他人和环境相互作用以实现共同目标来完成的。分布式认知方法传统上侧重于临床医生在医疗机构中的工作，尽管它们通常包括患者工作的某些方面。本章描述了将这种一般方法扩展到分析患者家中工作的框架和示例研究。因为医疗卫生保健系统中的典型患者多为老年人，本章的侧重点在于老年人如何自我管理慢性疾病。

一、患者工作的认知理论

　　一般而言，这一理论解释了在一般情况下患者工作是如何完成的，被用以指导可以最终改善患者预后的研究。由于理论和研究方法往往是紧密相连的，此理论还促进措施和方法论的其他方面的发展。

　　认知理论对解释有关自我护理的患者工作尤其重要，自我护理为管理有关慢性病症状和进展的行为（见本书第7章）。尽管自我护理取决于有关患者（或他们的非正式照护者）、任务、工具和环境的多种因素，但认知因素尤其重要。例如，用药需要了解药物的重要性和日常生活中的用药方式。此外，将患者概念化为授权代理人而非被动护理接受者的框架（Bodenheimer 等，2002），通常假定患者或其非正式照护者具有管理患者自身疾病的认知能力。

因此，当患者与非正式照护者、临床医生和其他人以及工具和环境的其他方面互动以实现自我护理目标时，明确患者的认知过程和资源非常重要。这些理论可以将患者工作分解为组件，解释这些组件如何相互作用，确定所涉及的因果过程（如患者如何完成工作目标），建议干预（如技术设计、培训）可能改善结果的机制。

患者工作相关的认知理论传统上侧重于个体的内部或心理认知，而最近的理论则分析了认知如何在个体（如团队成员）和外部环境中分布或扩展。相反，分布式认知理论在许多维度上都有所不同（Baber，2020）。考虑内部认知理论后，本章将首先描述专注于个体如何将其认知扩展到任务伙伴和外部表征的分布式认知理论，然后描述对分布式认知采取更广泛且基于系统观点的理论（图 2-1）。

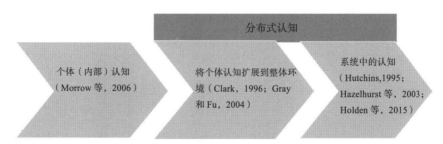

图 2-1　患者工作的认知理论

（一）医疗卫生保健中专注于个体认知的理论

长期以来，专注于个体（临床医生、患者）的理论一直被用于解释个体认知表征和过程如何参与完成医疗卫生保健任务（Morrow 等，2006）。支持个体认知理论的信息处理框架通常有助于描述患者工作中的认知能力和资源，以及它们如何受到任务和情境因素的影响（Morrow 等，2006）。认知任务表现根据处理阶段进行分析：感知（如视觉、听觉）、解释信息、决定行动和回应。通过影响这些处理阶段，一般认知资源被视为对表现的限制或促进因素。例如，有限的工作记忆容量可能会降低决策质量或增加忘记回应的可能性，从而导致错误；相反，知识则可能通过提高处理效率来减少错误，从而改进决策（Morrow 等，2006）。因此，这种通用方法可以识别与任务和情境因素相互作用的处理瓶颈，从而导致错误，如误诊或忘记服药等。信息处理框架的一个关键概念是认知负荷，它阐明了任务需求与个人资源，如注意力和工作记忆间的关系（如认知负荷理论；Sweller，2011）。由于整合多种要求和限制（如哪些药物可以一起服用或哪些必须与食物一起服用），所带来的工作量，患者可能难以管理复杂的多药物治疗方案。信息处理框架的方法论贡献包括能力和表现的测量（如响应时间和准确性）、认知过程的计算建模和认知任务分析（任务要求如何影响认知负荷）。

认知理论经常指导患者自我护理过程和结果的实验研究。例如，Rogers 等（2001）对血糖监测仪进行了任务分析，并通过增加对通常会随年龄增长而下降的感觉（视敏度）或中枢（工作记忆）资源的需求，确定了导致患者错误（如校准误差）的各界面方面（如反馈混乱）。这导致在一项实验中，研究人员发现用视频增强音频指令可以减少设备使用错误，这可能是通过减少了解如何使用设备所涉及的工作记忆需求实现的（McLaughlin 等，2002）。

关注个体认知的理论也支持关于认知的个体差异如何影响自我护理任务不同处理阶段的广泛工作。Park 及其同事（1999）分析了个体差异在认知资源（如处理速度和工作记忆容量）和疾病信念中对服药依从性同样地，鉴于随年龄增长而增加的工作记忆容量的严重限制，复杂日常任务的流畅表现难以解释（Hartshorne 和 Germine，2015）。虽然年龄差异在基于实验室的前瞻记忆任务中经常出现（例如，当目标词出现在单词列表记忆任务中时，记得按下特定键），但这种差异在日常的前瞻记忆任务（如记得赴约）中会减少（Henry 等，2004）。这种差异的一大原因是老年人依赖外部支持或外部记忆线索，如提醒、动机和其他因素。记笔记等外部支持的可用性可以消除复杂任务（如飞行员交流）中基于记忆表现的年龄差异（Morrow 等，2003）。一个相似的结论来自以下证据，即主要基于个体认知理论（并在实验室中进行测试）的干预措施可能无法提高日常生活表现，这部分是因为干预措施并非旨在解决个体认知外的情境因素，因此不受情境因素影响（Holden 等，2015）。

二、分布式认知方法：扩展个体认知

本节描述了关注个人如何扩展其认知资源到外部环境的工作，其中包括合作者和任务（图 2-1）。这一焦点长期以来一直是日常对话理论的核心，这对于自我护理和其他复杂任务领域至关重要。对话不仅仅是一系列个体认知过程，例如说话者产生信息和聆听者理解信息。相反，说话者和聆听者共同创造了意义：说话者可能会不时调整词语选择以回应聆听者的非语言信号，他们的话语可能由聆听者完成等（Morrow 和 Fischer，2013）。

根据共同基础和其他沟通理论（Clark，1996），解释对话需要将个体认知资源或努力的概念扩展到合作资源。对话伙伴协调沟通过程（例如，演讲者确保听众专心，听众显示他们的专注）及内容（例如，什么是已知前提，什么应该说明）以确保信息是有根据的或相互理解并接受

（Clark 和 Brennan，1991）。

分布式认知方法还通过调查个体认知如何通过增强或取代内部容量的技术影响了 HCI 领域，从内外部资源的相互作用自适应地产生表现（例如，Gray 和 Fu，2004；Zhang 和 Norman，1994）。当他们的记忆不太可靠或从记忆中获取信息比从环境中获取信息需要更多努力时，人们可以通过依赖外部信息来源以更有效地完成任务。然而，随着外部信息的查找变得更加费力或记忆检索只需更少努力（例如，通过练习；Gray 和 Fu，2004；Touron，2015），他们转向了记忆。因此，由于家庭保健工作者非常熟悉特定的血糖仪，她可以依靠自己的记忆告诉患者如何使用这一设备，但在解释如何使用她不太熟悉的设备时，她就需要查看说明书了。

分布式和个体认知方法解决了认知和表现的个体差异（如年龄相关的差异）。环境支持的概念发展于一般人 – 环境框架内，以解决个体资源（如工作记忆）与任务及环境相关的需求和可供性不匹配的后果（Craik，1994）。Morrow 和 Rogers（2008）在分布式认知方面概念化了环境支持。年龄相关的认知下降会损害表现的内部影响因素，使其比外部影响因素更不可靠；因此，老年人有时可能比年轻人需要更多地依赖外部资源以维持高水平表现（Rogers 等，2000）。

与传统的个体认知理论相似，分布式认知研究侧重于个体 – 情境交互，使用认知任务分析和实验来评估基于理论的表现预测。然而，重点在于表现是如何从认知过程和外部表征的相互作用中产生的，这通常是通过观察和访谈提供的任务分析。例如，因为老年人的自我护理越来越依赖于基于网络的工具，如患者健康记录门户（见本书第 5 章），实验已经调查了年龄相关的使用问题来源，并且评估了支持受损过程的潜在设计解决方案。Taha 等（2013）分析了基于门户的典型任务，从相对简单的（例如，确定约会日期和时间）到更复杂的（例如，确定胆固醇测试

分数是否超出临界范围）。对中年人（40—59 岁）和老年人（60—85 岁）
在模拟门户环境中的表现进行的调查显示，他们在较复杂任务中出现了
年龄相关障碍，这在一定程度上可以用计算和推理能力的差异解释。对
计算和推理的要求包括解释测试分数，并将其与截止值进行比较，以确
定分数是否超出了范围。重新设计基于门户的测试结果的展示方式可以
改善此类任务表现，以此阐明分数如何映射到风险区域的规模并突出图
形显示中的分数状态（如范围内 / 外、风险高 / 低），以减少对信息推理
的需求，从而减少对有限认知资源的需求（Morrow 等，2019；Zikmund-
Fisher 等，2017）。使基于门户的信息在认知上更容易获取应该会增加老
年人将门户作为自我保健工具的使用，这样他们就不需要靠记忆记住医
生告诉他们的结果或其他健康信息。外部表征还支持自我保健的协作计
划。"medtable"被设计为协作药物审查期间用以减少内部工作记忆需求
的外部工作空间，其在护士使用辅助工具审查和优化患有糖尿病的老年
人的药物治疗方案的复杂干预措施中发现，可以提高患者对沟通的满意
度和对用药目的的了解（Graumlich 等，2016）。

　　尽管使外部信息易于访问、理解和使用可以鼓励老年人更多依赖外
部而非内部认知资源，这一策略可能并不总是具有适应性。老年人往
往过度依赖外部策略（例如，即使已经记住了答案，他们也不会依赖
记忆而是查找答案），这会降低现实世界和实验室任务的效率（Mayr 和
Lindenberger，2014）。提供有关表现的反馈或给予指导以增加对基于记
忆的策略的信心可以增加老年人对记忆策略的使用并改善其表现，这表
明经验可以塑造他们对使用环境和内部记忆间的权衡以完成任务的判断
（Touron，2015；Morrow 等，2003）。在可能的情况下鼓励老年人使用记
忆也可能有助于防止与年龄相关的记忆能力受损，因此当外部支持不可
用时，他们可以支持表现。

分布式认知方法：患者工作的系统视角

分布式认知方法必须加以扩展和阐述，考虑到实际情况下的患者工作，如慢性病的自我护理，在这种情况下，患者与家庭成员和医疗卫生保健专业人士在多种环境（如家庭、医疗卫生保健环境和社区组织）中进行合作。分析这种复杂活动涉及解释认知表征如何跨越人、空间和时间（如跨代理、工具和物理空间的信息流分析）进行协调。此类方法与宏观人体工程学理论类似，如患者安全系统工程倡议（SEIPS）模型（Carayon 等，2006），该模型分析了患者安全和其他组织结果如何从交互代理、任务、环境和组织中产生。开发这些方法是为了分析医疗卫生保健组织及技术对工作流程与结果的影响，但它们也越来越多地应用于患者工作（Holden 等，2013）。

Hazlehurst 及其同事（2003）的研究建立在 Hutchins（1995）开创性的分布式认知工作上。他们方法中的分析单元是一个活动系统，由代理、工具和环境组成，围绕共同目标组织。与个体认知方法相同，行为被视为来自对任务或其他要求做出反应的内部组织。然而，行为不仅由个体心理过程驱动，还取决于通过物理介质（人的内部或外部，如数字工具）在整个活动系统中受物理和社会结构影响的表征传播（Hazlehurst 等，2003）。这一活动系统分析还扩大了调查范围，从个体如何将其内部资源扩展到任务或协作伙伴，到交互代理和外部资源系统。该系统中，多名参与者的行动通过外部表征随着时间推移进行协调，是由工具、环境、任务和多个目标（例如，完成特定任务，培训新手，发现错误）强加的约束形成的行动。系统方法为考虑如何设计一个提高效率和安全的系统提供了丰富背景。它已被用于分析重症监护病房（ICU）中如何完成用药指令（Hazlehurst 等，2003）、临床医生如何在手术期间进行协调（Hazlehurst 等，2007）和临床工作的其他方面。与本项研究吻合的工作重点是外部构件如何在为临床医生协调工作时提供多种功能，例如展示共享信息以及帮助管理协作所需的共同注意，这些外部构件包括分析支持手术室和 ICU 中的协调及规划的白板、签出表和其他构件（Nemeth 等，2004；Xiao，2005）。

这一基于系统的分布式认知方法越来越多地应用到患者工作中，如家庭自我护理中；因为与临床工作一样，患者工作是一组复杂活动，涉及人与外部资源（通常包括技术）和环境，即使它通常不是按照正式工作明确定义的角色、程序和其他特征组织的（Holden 等，2013；Monk，2000；美国国家研究委员会，2011）。分布式认知方法可能通过建立和扩展专注于患者使用自我护理技术的过往工作，例如技术感知到的有效性和可用性如何影响使用，提供对自我护理中涉及认知过程和表征的更全面分析（Or 等，2011）。

Blandford 及其同事用分布式认知方法分析肾功能衰竭患者如何在家中使用血液透析系统（Rajkomar 等，2015）。一般的分布式认知方法（Hazlehurst 等，2003）被具现化为一个包括信息流、物理布局、社会结构以及描述患者如何使用该技术的构件模型框架（团队合作分布式认知）。该框架指导了收集和解释观察和访谈数据的方法设计，以了解系统组件如何通过相互作用来限制和促进自我护理表现，识别使用问题的来源，提出危及安全的事故原因。根据他们的分析，家庭血液透析是一个除技术系统本身（血液透析机）外还涉及多个代理（患者、非正式照护者、提供者）和人工制品的活动系统。它嵌入到其他系统中并与之交互，如家庭系统（物理和社会环境）和透析单元系统（医疗卫生保健系统的一部分）。该框架将传统的 HCI 任务分析（患者如何使用透析机器）置于对家庭血液透析活动系统的交互维度更全面的分析中。例如，家庭透析活动的核心是患者或其非正式照护者在操作机器时必须执行的步骤，其中包括准备（例如，开启机器自动消毒，将针头插入患者体内）、治疗

（例如，编程参数，监测机器读数）和终止（例如，从患者体内取出针头，治疗伤口）。

对这种人机交互的分析包括考虑它如何依赖于活动系统的维度，如从分布式认知框架衍生的不同模型所描述的。例如，信息流模型分析了交互如何依赖从机器到患者（如通过显示器）、患者和照护者之间（如面对面交流）或患者和透析技术人员之间（如通常通过电话）的信息流。在该流程模型中解决的重要问题包括参与者如何响应机器警报，以及决策如何依赖交叉信息流（如基于医生处方和当前患者状态的编程参数）。构件模型分析了患者创造的构件（如附在机器上的笔记）如何支持表现。构件在其明确表示目标完成状态的程度上有所不同，如当前任务步骤与目标间的差距（"表现 – 目标平价"；Hutchins，1995）。更明确的构件（如更多有关透析当前步骤的信息机器反馈）更有可能提供减少内部认知资源（如注意力）需求的外部支持。物理布局模型阐明了人工制品、机器、参与者等的位置如何限制自我护理表现并影响出错可能性。这包括了如共同放置透析机器、用品、手册及电话联系人和记录等人工制品等物理家庭布局如何影响透析工作区的分割以促进活动的分析。这种空间安排可以明确指出目标、动作序列等，从而影响对主体内部认知资源的需求。

这种分布式认知框架有助于将先前关于家庭人工制品安排的观察性研究的见解整合到对自我护理活动系统的更全面分析中（如与日历、说明和管理药物的其他资源共存的药物"指挥中心"的使用；Palen 和 Aaløkke，2006），以及对患者自我护理活动重点分析的结果，如了解基于门户的自我护理信息（Morrow 等，2019）和使用医疗设备（Rogers 等，2001）。

Holden 及其同事用类似的分布式认知方法来分析与心力衰竭患者的自我护理相关的患者工作（Holden 等，2015；Mickelson 等，2015）。他们的患者工作系统模型将宏观人体工程学方法整合到认知老化模型的临床工作中。与 Blandford 及其同事开发的方法类似，该模型将患者工作视为包含人（患者、照护者、临床医生）、任务（自我护理活动）和通过多种环境相互作用的工具因素。它还指导了多方法的方式（采访、观察、记录审查）来收集和解释患者工作数据（见本书第 9 章）。Blandford 及其同事分析了一项特定的自我护理活动（以家庭为基础的透析）来解释表现如何产生于情境资源和约束的相互作用。Holden 等从更广泛的角度看待影响一系列心力衰竭患者自我护理任务的人和任务因素，以及这些因素如何通过多重背景领域（物理、社会、组织的）和"背景空间"（家庭、社区、健康设施）互相作用。例如，他们的模型更多包含了患者工作中涉及的患者特征——身体、情感、疾病、自我保健信念以及知识和工作记忆等认知因素（Holden 等，2017）。

　　与其他系统方法一样，它可能将过往关于自我护理孤立方面研究的见解整合到更全面的分析中，从而更成功地指导干预措施。例如，与之前的自我护理文献相呼应，Holden 等（2015）发现药物管理是心力衰竭患者自我护理的核心。治疗方案复杂性（如药物的数量和类型及剂量）等任务因素被确定为依从性的一个重要障碍，它们可能与个人相关因素相互作用，如知觉认知限制以及对疾病和自我护理的了解不足。这些发现与之前的证据是一致的，即治疗方案复杂性与患者依从性和健康结果相关联（Pollack 等，2010），这可能反映了由于健康知识和处理能力有限而导致与年龄相关的健康素养下降（Chin 等，2015）。然而，患者工作系统模型（Holden 等，2015）可以对依从性进行更全面的分析。依从性不仅仅是用药任务需求和患者资源的一种功能（类似于个体认知方法中的工作量概念），而且是产生于一组相互作用的系统约束。例如，Holden 等的研究表明，需要更频繁地调整每日剂量的复杂药物治疗方案与日常生活相结合可能更具挑战性，并导致更具破坏性的不良反应（例如，利尿药增加夜间上厕所的次数），这反过来会给拥有较少内部资源（如身体、感官、认知）和外部资源（如药丸管理器和提醒器等工具，以及社会支持）的患者带来更大的工作量。这反过来会加速疾病进展，进一步减少患者资源并提高治疗方案复杂性，因为新药物是为了正在恶化的症状而开出的。这种随着时间推移追踪相互作用的情境约束的多因素分析很难完成，但最终可能会提供支持改善患者自我护理结果的综合干预措施的理论视角（另见 Mickelson 等，2016）。

三、对未来研究和实践的建议和启示

本章概述了患者工作相关的认知理论有关文献的演变，从个体认知到侧重于个体如何将认知扩展到物理或社会环境的分布式认知理论，再到从更广泛的系统视角看待患者工作的分布式认知理论（图 2–1）。

（一）患者工作的分布式认知理论：优势

由于各种原因，分布式认知理论非常适合指导患者工作研究。首先最明显的是，需要更广泛的理论观点来解释复杂的相互作用资源和限制，它们描述了医疗机构中临床医生或居家患者的工作。此外，对分布式认知表征和过程的关注有助于分析支持和约束这些过程的患者及临床医生资源是如何促成或多或少的成功结果的。简言之，分布式认知观点比那些专注个体认知的观点更具描述性，可以捕捉感兴趣现象的更多维度。

其次，对系统方法的审查，如团队合作的分布式认知（Rajkomar 等，2015）和患者工作系统（Holden 等，2015），揭示了可能整合来自对患者工作方面更集中（和更狭窄）的研究结果，如药物依从性（Park 等，1999）或在家中使用医疗设备（Rogers 等，2001）以帮助庞大的文献保持连贯性。

最后，这些更全面的框架可能丰富我们对自我护理相关理论结构的理解，如环境支持。简单地将信息或工具作为外部资源加到环境中本身并不构成环境支持，正如环境支持可以增加和减少任务表现的年龄差异这一事实所示。Morrow 和 Rogers（2008）通过分析个体认知与环境支持设计（如使用环境支持的先决条件）之间的关系解决了文献中这些不同发现。例如，如果难以将药丸放置到合适的隔间中，使用药丸管理器实际上可能会降低依从性。一个更全面的分布式认知解释可能提供更深的见解来指导有效环境支持的设计，如工具与其他外部信息表征（如用户生成的笔记）的关系或工具与多个代理目标的融合程度（如表现 – 目标评价；Hutchins，1995）。这种观点通过整合外部和内部资源促进有效表现来重视环境支持。

（二）患者工作的分布式认知理论：挑战

本章还确定了患者工作的分布式认知理论所面临的挑战。首先，这些理论更成功地解决了描述充分性而非解释充分性的问题。患者工作背后的过程和机制可能需要更详细的分析，以解释它们是如何导致错误继而能够指导干预措施的。从对患者如何与特定自我护理任务和工具相交互的更集中分析中整合对认知过程的见解，可能有助于分布式认知框架"深入"到对认知过程更细粒度的分析。例如，过往工作在微观层面分析了访问信息以完成任务目标的个体策略。这项工作研究了这些策略如何适应内外部获取认知成本变化（Gray 和 Fu，2004），以及对实践策略的影响和年龄相关认知差异（Touron，2015）。同样地，应用于技术中介通信的共同基础理论的见解（Clark 和 Brennan，1991）有助于解释跨工具及代理共同作用，以实现复杂患者工作的共同目标的信息流障碍。例子包括患者或非正式照护者在家庭血液透析期间联系透析技术人员或护士的难易程度，以及通信媒介（如电话与视频）对处理自我护理设备问题的影响。一个重要挑战是如何将这种细粒度分析与更广泛理论相结合，这些理论解释了患者和提供者如何相互作用以实现复杂的联合自我护理目标，如控制糖尿病患者的血红蛋白 A1c 水平，或者维持肾功能衰竭患者的肾功能。

　　第二个相关挑战更多在于方法论层面。整合一个理论中不同层次的分析以解释患者工作需要方法论创新。系统框架已经在开发混合方法研究方面取得了长足进步（整合定性和定量数据的见解；Carayon 等，2015）。此外，整合不同层次的分析依赖于整合不同的研究范式。在控制条件下操纵关键变量的实验非常适合识别作为患者工作一部分的个体及协作认知过程（见本书第 11 章）。然而，为了与实际的患者工作直接相关，此类研究的设计需要通过观察和其他更适合分析、更大规模现象的技术来获取信息，如无法进行实验控制的原地患者工作（见本书第 9 章和第 12 章）。鉴于仿真技术的飞速发展，结合不同范式是有可能实现的（在复杂工作活动的模拟中嵌入实验操作；Drews 和 Bakdash，2013）。

　　第三个挑战与让患者工作的分布式认知理论更全面的需求相关，如更广泛地看待患者资源，其中包括情感、动机和其他非认知因素。更多与患者工作相关的微观理论整合了与自我护理相关的情感和认知过程（见本书第 4 章）。例如，对信息的情感反应是形成风险感知（Slovic 和 Peters，2006）、基于要点的健康信息记忆（Reyna，2011）和更普遍的患者疾病表征（Meyer 等，1985；Mishel，1999）的核心。情感和认知间的相互作用促使设计支持老年人理解和使用自我护理信息（如临床测试结果）的方法（Morrow 等，2019；Zikmund-Fisher 等，2017）。尽管非认知因素在技术接受框架中发挥了作用（如影响技术的感知有用性；Or 等，2011），但分布式认知框架中很少出现这种情况，它侧重于将记忆作为可以同外部资源相权衡的关键内部资源（将内存卸载到环境中；Hazlehurst 等，

2003；Rajkomar 等，2015）。然而，情感设计可以促进用户对工具和其他外部资源的情感和情绪反应（Helander 和 Khalid，2006），这反过来可能会减少健康相关任务对有限认知资源的需求（Mikels 等，2010）。

最后一个理论挑战与临床医生工作的分布式认知方法适用于患者工作的程度相关。鉴于患者工作理论通常建立在临床医生工作的理论上，这是一个重要的问题。正如本章和其他地方所指出的（Holden 等，2013），临床和患者工作都可以作为一个系统进行分析，这个系统由围绕共同目标组织的人员、工具和环境的活动构成。然而，临床医生工作的某些方面并没有转化为患者工作，而患者工作也具有独特特征。例如，患者工作系统中的患者、非正式照护者和临床医生不太可能需要开发一种支持在手术期间涉及协调工作的团队情境意识的共享动态心理模型。另外，患者工作更可能得到非正式经验性知识而不是生物医学领域和工作流程方面更有条理且正式习得的知识的支持。因为缺乏正式制订的规则、角色、规定任务以及对监管机构负责的激励或评估系统，患者工作很少像临床工作那样正式组织起来。然而，因为患者工作的系统分析包括组织和文化因素（Holden 等，2013），临床医生工作的某些正式方面也可能适用于患者工作，如规范、期望、劳动分工和层次结构。鉴于临床医生和患者工作间的这些差异，了解相对正式的临床工作系统和相对不正式的患者工作系统如何在交叉点（如提供者 / 患者协作）上进行融合或不能融合非常重要。这些"文化差异"可能会在整个系统的参与者中造成紧张局势。常见的例子包括临床医生 – 患者沟通困难（Haidet，2007）（见本书第 6 章）或药物依从性问题（Brundisini 等，2015），反映了与医疗卫生系统中不同角色与被疾病打乱的患者日常生活相关的视角和议程的差异。

尽管应对这些挑战令人生畏，但这样做有助于完善患者工作理论，准确指定目标机制，通过干预措施解决问题，同时还可以从广义上确定重要背景因素，从而使自我护理背景普遍化。

致谢

本章的准备工作得到了伊利诺伊大学厄巴纳 – 香槟分校 / 圣方济会（UIUC/OSF）医院（Peoria IL）基于工程与模拟的社区卫生应用研究（Jump Applied Research for Community Health through Engineering and Simulation，ARCHES）项目的支持。书中表达的所有意见、发现、结论或建议均为作者观点，并不一定反映资助机构的观点。

第3章 患者人体工效学：理解并支持患者工作的身体层面

Linsey M. Steege　Lora Cavuoto　Barbara J. King　著

A 先生是一名 67 岁的男性，最近刚退休，与他的妻子一起住在家里。他和他的妻子喜欢远足和划皮划艇等多种户外活动并计划去旅行。A 先生担心最近的体重增加和膝盖及手部出现的关节疼痛。他与他的医疗团队讨论了减轻体重、关节疼痛加剧、手和手腕的力量和灵活性下降的问题——这可能是他职业生涯的大部分时间都在实验室工作的结果。疼痛和手部功能的改变导致了打开包装（包括药物）的一些困难，他担心这有时候可能会影响他的进食和洗漱能力。

在上面的例子中，A 先生有许多可以得到人体工程学研究和应用支持的健康目标，以更好地设计 A 先生"日常生活"中的工具、任务和环境，确保与他的目标、需求和能力相符合。在人为因素或人体工程学的范围内，国际人体工程学协会将人体工效学（physical ergonomics）定义为"关注与身体活动相关的人体解剖学、人体测量学、生理学和生物力学特征"的专业领域（人体工程学定义及领域，2019）。患者人体工效学旨在了解人类与系统其他元素间的相互作用，指导设计以改善人类身体健康和安全、表现及满意度或身体舒适度（人体工程学定义及领域，2019）。人体工效学研究和实践的一大焦点是工业和职业人体工程学，它强调对工作环境和设计工具、任务、环境和流程中的身体需求的理解，以确保它们与工作者能力兼容并最大限度地减少安全风险。例如，与工作中的非中立姿势相关的工作要求和安全风险；抬高、推动和拉动任务；

重复动作；与身体工具和设备交互的力量和灵活性要求；"适应"工作者并确保覆盖范围的身体环境布局都得到了充分的研究，且存在干预措施和指导方针以最大限度地减少工作者受伤的风险并提高安全性、表现和满意度／舒适度。这包括专门针对医护人员身体需求和医疗卫生保健身体环境设计的研究；例如，与护士们一起研究了用以减少背部拉伤和推力的患者安全移动指南及医院病床设计。

然而，在职业环境外，包括像 A 先生这样的人在内的公众"工作"并没有得到很好的研究。美国卫生和公众服务部的健康人类项目确定了国民健康目标和改善优先事项，其中包括使人们免于可预防性疾病、残疾、受伤和早逝的困扰，实现高质量生活且能获得长寿；实现健康公平、消除差异并改善所有群体的健康；创造促进全民健康的社会和自然环境；提升各个生命阶段的生活质量、健康发展和健康行为（健康人类 2030 框架，2014）。实现这些目标需要人因工程学，包括人体工效学领域，更多地关注在职业环境外的日常生活中，追求健康所需的工作。特别是患者及其非专业照护者的工作需要关注这部分公众经历的独特活动、条件和环境。

一、定义患者人体工效学

患者人体工效学可以定义为患者工效学的一个重点领域，就像人因工程学中的人体工效学子学科一样。患者人体工效学涉及将人体工效学方法、理论和工具应用于以下现象。

- 患者（或非专业照护者）作为主要参与者。
- 主要参与者执行需要身体感知、功能或与身体工具或环境交互的体力或工作活动。
- 该活动是为了追求健康目标而进行的。

　　列出的标准虽然有助于开始建立关注患者人体工效学的潜在边界和机会，但在患者人体工效学和其他相关工作及研究领域间的界限中仍有一些需要解释和模糊之处。例如，随着健康的定义从对疾病或虚弱存在与否的历史生物医学关注演变为对多维度幸福的更广泛看法（世界卫生组织，2014），辨别什么是健康目标可能比较困难，因为它不是一种日常生活功能。例如，视力受损的患者在驾驶中可能会遇到挑战。保持独立性，有能力在社区环境中行驶以参加社交活动，可能是这些个体的整体幸福感和高质量生活的重要目标。然而，行驶环境是否会被视为对健康目标（与患者工程学工作一致的健康目标）的追求？另一个需要解决的重要问题可能是谁被视为患者？

　　作为主要参与者、参与工作的患者或非专业照护者的标准也有可能尚待解释。人体工效学方法和工具对包括医疗保健专业人士和患者间的联合工作或协作的活动可能很有价值。例如，在护理人员和患者共同参与患者转移或患者步行活动，并指导可能改善双方安全的工具时，研究可以考虑护理人员和患者的身体需求。在这种情况下，患者是主要参与者之一，因此这可以被视为患者人体工效学。如果研究重点仅仅在于减少护士的生物力学负荷（如降低腰部受伤的风险），或者患者十分被动且没有参与到完成转移或移动任务的工作中，这将超出患者人体工效学的范围，而进入工业或职业工程学的领域。

　　在其他学科中有大量工作可以解释身体需求、能力或限制，以及对干预措施、工具或环境设计的影响，以提高人类表现、安全性或舒适度。例如，许多建筑师和工业设计师提出了"通用设计"的概念，即所有人都能轻松使用创造出的产品和环境（Steinfeld 和 Mullick，1990）。其中一种应用就是房屋的通用设计，如进入住宅的零层入口和所有房间都可在一层进入，允许成年人就地养老。第二个例子是康复，临床环境中患者的步态分析通常用于衡量疾病或康复进展。然而，这些其他学科的最新研究通常不包括正式人体工效学工具的应用，如对所用设备的人体测量评估或正式的基于观察的风险评估技术。人体工效学可用于回答以下问题：哪些策略完成体力任务更容易；哪些设备更易于使用；任务是否可以由一些人使用规定的工具和方法在规定时间内安全完成；特定个体能否安全执行任务。

二、文献中的患者人体工效学

为了更好地了解患者人体工效学的广度并确定知识差距和未来研究的机会，我们在人因工程学文献中进行了范围综述。该综述主要关注过去 20 年中发表在人因工程学文献中的研究，因为医疗卫生保健系统和患者在护理服务和管理自身健康方面的角色已经发生了转变。

现有的关于患者人体工效学的文献可以根据以下方面进行组织：包括或处理的患者工作活动类型；包括或针对患者群体的具体特征；以及研究中使用的人体工效学方法（表 3-1）。

表 3-1　组织现有患者身体工作研究的主题

患者身体工作活动	患者特征	人体工效学方法
• 监测健康活动 • 导航身体环境 • 日常活动 • 用药管理	• 年龄 • 慢性健康状况 • 生理功能障碍 • 健康水平 • 用药 • 既往伤病 • 经历 • 感官能力（视觉、听觉、触觉）	• 力量 / 强度要求 • 运动范围评估 • 步态 / 平衡分析 • 任务及设备再设计 • 人体测量可变性设计 • 热应激

（一）患者身体工作活动

患者身体工作包括需要身体功能（如运动、力量和敏捷）、身体健康

或与工具 / 环境一致（如姿势要求、人体测量学），以及身体感知（如视觉、听觉和触觉）的各种任务。理解和最终设计支持患者工作的考虑包括患者执行任务的体能要求，保持健康安全，以及确保身体伤害风险最小化及舒适。

1. **监测健康和身体活动**　关于健康监测系统的文献越来越多，特别是用技术和建模工具来监测正式医疗卫生保健环境外的患者健康及身体活动，提示与健康维护及管理相关的患者行为，以及指导医疗卫生保健系统提供服务（Mshali 等，2018）。这项研究的首要目标是通过最大限度地减少与医疗机构的交互来实现患者的独立性并减轻医疗系统负担（Li 等，2019；Mshali 等，2018）。这些技术还有助于通过实现与自我管理、监测健康行为、活动水平、安全和决策相关工作的自动化，以减少对患者或护理人员的需求（见本书第 5 章和第 7 章）。

智能监测系统具有环境感知能力，由传感器、通信和处理组件组成（Mshali 等，2018）。现有文献主要关注这些系统的技术设计问题和建模方法；然而，人们认识到需要考虑人因来确保可用性、可接受性及安全性（Hossain，2014；Lemlouma 和 Chalouf，2012；Mshali 等，2018）。人因研究已经解决了基于家庭的可穿戴智能监测活动跟踪系统的用户接受度（Ehmen 等，2012；Fausset 等，2013；Li 等，2019；Mshali 等，2018；Preusse 等，2017）。与监测系统用户接受度相关的关键因素包括感知有用性、兼容性、舒适度和报告的健康状况。其他研究则考虑了对患者和护理人员的设计要求（Gonzalez 等，2014；Zulas 等，2014），评估了监测技术在支持患者自我管理、跟踪身体活动和检测健康及安全变化方面的有效性（Wilkinson 等，2017）。

人体工效学研究有助于改善对患者功能和活动的认识，以指导监测系统的传感器选择及设计。传感系统包括可从患者环境中捕获信息（如噪声、光或温度数据）的环境传感器，患者与其环境间的交互（Mshali

等，2018）。这种交互可能包括使用运动传感器在房间之间的移动，使用家用设备（微波炉、水槽）或物体（药瓶）来执行任务（如准备饭菜、服药）（Mshali 等，2018；Suryadevara 等，2013）。身体或可穿戴传感器可以测量生理数据（如心率、血压、血糖、呼吸、温度），可穿戴和非可穿戴传感器都可以捕捉身体运动或姿势（Li 等，2019；Mshali 等，2018）。人体工效学研究已经催生了关于哪些参数（如平衡）最能预测关键健康变化或安全事件（如跌倒）的新知识（Dueñas 等，2016）。这是一个基于实验室的人体工效学研究，是如何通过帮助确定需要捕捉哪些身体功能变量，来指导监测传感器设计的例子。

2. 操纵身体环境并与身体设备交互 为了追求健康，患者必须与身体环境进行互动，其中包括操纵身体空间。与患者健康相关的身体环境可能包括患者的家、社区环境和医疗保健供给环境。与这种患者工作活动相关的人因研究很大一部分是解决感知或身体功能受损患者的操纵需求。多项研究都描述了工具设计以支持视力障碍患者改善寻路和安全操纵空间（Lee，2019；Lee 等，2014；Lewis 等，2015；Rousek 和 Hallbeck，2011）。评估这一工作领域的一大挑战是，在公共或社区空间中寻路（wayfinding），是否是一项为了追求健康目标而进行的活动，从而满足患者人体工效学的定义。从这些研究中获得的知识可能有助于改进身体环境设计，以支持医疗卫生保健环境中的寻路。研究报告了医院环境中不同寻路界面的设计指南和有效性评估（Harper 等，2017；Rangel 和 Mont'Alvão，2011；Rousek 和 Hallbeck，2011）。这项工作解决了人体工效学对身体感知的考虑和对显示器或界面的物理访问和理解及注意力的认知工程学考虑。

除了对寻路的研究，与建筑环境身体元素的相互作用在家庭和医疗卫生保健环境中都得到了研究。Bonenberg 等（2019）概述了家庭厨房环境中包容性设计的机会，以更好地支持残疾人和老年人的身体需求。能够进行物理访问和安全操作的厨房用具及存储空间对健康相关任务（例如，准备饭菜或管理用药等）很重要。与家中物理访问空间相关的考虑对锻炼或康复活动可能也很重要。在医疗卫生保健环境中，研究人员评估了残疾患者或身体功能受损患者的医疗设备可及性（Story 等，2010）。已确定的与医疗设备相关的身体工程学访问和安全障碍包括身体定向和定位、身体支撑、控制的操纵或操作、感官障碍、辅助技术使用不兼容，以及由于身体环境中的其他原因无法接触医疗设备（例如，阻碍接触的家具、机动空间不足）（Story 等，2010）。其他工作还考虑了与患者使用成像设备等医疗设备相关的舒适度及身体力量（Boute 等，2018）。一个精心设计的考虑到患者身体能力和需求的建筑环境可以支持患者的独立性，允许患者在不依赖照护者的情况下行动或留在家里，而不是一个专门的生活环境，如辅助生活、团体之家或特护疗养院。

与辅助设备的相互作用，如实现移动的轮椅或拐杖，也被纳入考虑范围。研究通过评估轮椅推动或拐杖行走时手的压力、肩部力量和关节运动，考虑了使用轮椅或拐杖对患者舒适度的影响，以及对手或关节损伤的潜在风险（Kabra 等，2015；Kloosterman 等，2016；Sherif 等，2016）。这一研究领域的发现有助于解决伤害风险，减少身体需求，提高使用这些设备的患者的舒适度，指导手套、把手或其他工具的设计。具有特定健康状况或诊断的患者的特定身体功能也得到了研究，以支持辅助设备的改进设计。例如，研究已经确定了新的轮椅设计，以解决偏瘫患者行动能力丧失的问题（Tsai 等，2008），设计适应视力障碍患者的糖尿病管理设备可及性建议（Story 等，2009）。

3. 进行日常活动　日常活动（activity of daily living，ADL）是与基本自我护理、独立性和维持生活质量相关的任务，如喂食、洗澡、穿衣、梳洗、工作、如厕、社会参与和休闲。患者独立完成 ADL 的能力经常被健康专业人士用作身体功能的衡量标准（Krapp，2007）。此外，完成

ADL 可能与追求健康目标有关。根据世界卫生组织的定义，健康是"一种身体、精神和社会完全健康的状态，不仅仅是没有疾病或不虚弱"（世界卫生组织，2014）。

人体工效学研究还把 ADL 的表现作为评估不同康复设备有效性的衡量标准。White 等（2017）将 ADL 表现与感知到的疲劳及肌肉负荷的评级相结合，以评估外骨骼矫正器对脑卒中患者上肢康复工作的影响。这项工作的结果表明，由于设备的重量，一些矫正器可能会对患者手臂造成负面负载，这可能会限制患者使用设备或增加肌肉疲劳及额外伤害的风险。

其他研究则探索了消费品的设计如何影响完成 ADL 所需的姿势和体力。例如，Hensler 等（2015）的一项研究评估了一种新的食品包装设计，以方便手部骨关节炎患者打开。

患者报告说，食品包装设计对所需力量、撕裂标签大小和可触知性的影响不同，可能会降低对手部力量和灵巧性降低的患者完成喂养任务的身体需求。在其他工作中，Roda-Sales 等（2019）调查了市场上可获得的辅助设备在准备饭菜（打开罐头或瓶子、倒出）、进食（餐具使用和饮用）或梳洗（刷牙、洗头和穿衣）ADL 过程中，对手和手臂姿势、精确抓握和接触力的影响。人体工效学可以支持合适辅助设备的选择，例如，哪种类型的叉子设计能最小化姿势偏差，并允许进餐时达到最佳接触范围，告知新产品的设计（如新餐具的设计），以支持这种患者工作。

除了自我护理 ADL，人体工效学研究还侧重于支持与参与社交及休闲活动相关的患者工作。行动不便和障碍会影响患者操纵身体环境，可能会限制其参与家庭以外活动的机会（C. Brown 等，2012；Carlson 和 Myklebust，2002；Kayes 等，2011）。服装设计也可以当作患者参与活动的一大障碍。人体工效学方法有助于评估服装对患者体温调节的影响、人体测量要求、服装设计与患者医疗和辅助设备的兼容性，如结肠造瘘袋、导管和轮椅，以及穿着不同类型服装的身体功能要求（力量、灵活性、敏捷度）。对患者服装要求的深刻了解，可以为功能性服装的人体工程学设计提供信息以支持患者工作（Kabel 等，2017）。

4. 用药管理　安全用药管理是许多患者的一项重要工作活动。大部分与家庭环境中用药管理相关的人因工程学研究一直侧重于理解和支持有关谨记按医嘱准确服药的患者认知工作。用药管理也会考虑到患者身体要求，从而进行设计上的改进，而这可能将受益于人体工效学的方法。例如，由于衰老或像糖尿病视网膜病变等健康状况而导致的视觉感知差异，可能会对患者准确阅读药物标签或辨别药丸颜色的能力产生负面影响（Ward 等，2010）。打开药物容器还需要抓握、挤压和旋转的动作（通常同时进行）。许多患者及其照护者缺乏足够的力量和灵活性来打开药瓶，从而影响他们按照指示用药的能力（Ward 等，2010）。考虑到存在功能能力差异的药物包装物理设计，可能有助于减少身体需求，并提高药物依从性和安全性。

除了药物包装，人体工效学方法也可用于改进注射药物的注射器设计。Sheikhzadeh 等的一项研究（2012）比较了用于类风湿关节炎患者生物药物注射的传统注射器与符合人体工程学设计的注射器。他们发现患者能够通过人体工程学注射器设计施加更高的等距力，并认定新设计在注射过程中更易于使用和控制。

（二）患者特征

大部分注意力都集中在以下两方面：由正常老龄化引起的身体功能和感知能力上的变化，以及确定能够支持老年人群体力劳动的设计需求。老龄化的正常变化包括对近处物体聚焦能力下降（老花眼）和高频处听力（老年性耳聋）下降。此外，老年人经常经历肌肉质量及力量损失和振动感觉减弱。这些年龄相关的变化应当在设计监测传感器或测量身体功能、工作工具、环境和任务时得到考虑并解决（Bonenberg 等，2019；Dueñas 等，2016；Li 等，2019；Mshali 等，2018）。

也有关于儿童和青少年患者人体工效学的文献。Kenward（1971）考虑了年轻用户的人体测量指标以指导轮椅设计改进。Lang 等（2013）和 Howard 等（2017）则分别研究了青少年用户对用于治疗囊性纤维化和哮喘的医疗器械设计特征的看法。总而言之，儿童和年轻人较少出现在患者人体工效学文献中。然而，考虑这些患者可能还是很重要，尤其是当他们在管理自身健康方面逐渐独立于父母时。例如，患有糖尿病等慢性病的青少年随着年龄增长将承担越来越多监测自身血糖和管理用药的责任。在为年轻人设计监测产品时，需要考虑实际尺寸、功能水平以及认知能力。

患者的身体功能水平也是许多患者人体工效学文献的核心。与寻路或与身体环境交互相关的研究解决了因视力或听力受损引起的感知变化（Lee，2019；Lee 等，2014；Lewis 等，2015）。残疾患者或由于受伤或医疗状况（如脑卒中）而导致的行动不便，在关于身体影响和辅助设备使用、医疗器械获得（Story 等，2010）和 ADL 完成（Story 等，2010）的研究中得到了解决（Kabra 等，2015；Sherif 等，2016；Tsai 等，2008）。患者的力量或灵巧性也会发生变化。身体功能的这些方面，尤其是手和手臂，也得到了解决（Hensler 等，2015；Sheikhzadeh 等，2012）。同样地，这些变化通常与特定的医疗状况有关，如类风湿性关节炎或手部骨关节炎，但并非总是如此。尽管对"正常"身体功能的偏差进行了更多研究，但对与身体工作相关的潜在身体需求或风险知之甚少，包括可能与"健康"患者或具有典型身体感知和功能障碍患者的健康目标追求相关的身体工作。例如，对于注射药物的患者而言，重复操作是否会产生风险？在帮助亲人执行 ADL、预测潜在伤害风险、设计可以支持患者转移的新工具，以及在家中与医疗卫生保健环境中进行升降活动时，患者人体工效学还可以评估照护者（在感知或身体功能上没有任何限制）在完成以上活动时可能会经历的身体伤害。

（三）人体工效学方法

一组不同的人体工效学概念在使用各种研究方法的患者人体工效学文献中得到了研究。作为了解患者功能水平和指导设计以支持该领域患者工作的一部分，人体工效学主题包括视觉感知、触觉感知、接触应力、热应激、生物力学、流动性、姿势、人体测量学、舒适度，以及肌肉活动、力量和平衡。表 3–2 中提供了患者人体工效学文献中使用的人体工效学方法总结。值得注意的是，人体工效学领域的一些概念并不十分普遍，包括能量消耗和身体疲劳。这些主题可能需要在未来的研究中进行探索，以了解患者身体工作的这些方面。

表 3–2　患者人体工效学文献中使用的人体工效学方法示例

分　类	描　述	示例测量参数	设计应用示例
视觉感知	视觉环境的测量和设计，包括照明和显示	适应、色差、视力、亮度、对比度、眩光的照明标准	• 颜色对比，如黑白对比 • 楼梯立管上的亮色胶带 • 用于阅读药物标签的照明任务 • 与冷色光相比，暖光照明更适合老年人
听觉感知	评估以下能力：检测和解释听觉显示，将不舒适度或烦恼最小化	频率 / 音高、声级、语音清晰度、掩蔽	• 减少背景噪声以改善老年人听力 • 手机、平板电脑"应用程序"或闭路系统的辅助收听设备
热应激	基于气温、湿度、气流、衣物量和身体活动水平的室内外环境的热舒适度	基于 ISO 7730（国际标准化组织，2005）的湿球温度或预期舒适度的客观测量，舒适度主观评定	• 家里的空调 • 早晨或傍晚天气凉爽时进行的户外活动 • 确保适当水分 • 体温调节障碍者的服装设计

（续表）

分　类	描　述	示例测量参数	设计应用示例
生物力学和强度	与肌肉/关节力量相比，特遣队要求的兼容性	抓握和收缩的力量，升降能力	• 用于完成 ADL 工具的手柄设计 • 药物包装或开/关紧固件的设计 • 处理和使用移动设备（包括手机和平板电脑）
移动性	建筑环境操纵	步态分析、平衡测试、临床评估，如 Timed Up and Go（TUG）测试、Tinetti 平衡测试或 POMA 测试	• 辅助步行装置 • 检测运动和身体活动的传感器系统 • 整理走廊和步行空间 • 从人行道上取下绳索 • 移除地毯
触觉和灵巧度	区分控件和触觉警报并正确激活必要控件的能力	触觉敏感计	药物包装和管理工具的设计
姿势	评估姿势要求，以识别潜在的尴尬姿势	RULA 或 REBA 等快速评估方法	• 支持照护者姿势以协助 ADL • 完成 ADL 的工具设计
人体测量	基于特定体型测量的用户设计	健康评估	辅助技术或助行器（拐杖、轮椅）的尺寸
均衡	保持站姿或坐姿的稳定性	使用姿势描记术、临床评估（如 TUG 或 2 分钟步行）的姿势摇摆	• 扶手的放置 • 使用没有轮子和稳定扶手的椅子

　　研究人员使用了定量和定性研究设计和数据收集方法以提供有关患者身体功能的知识，因为它与患者工作和设计有关（见本书第 9 章、第 11 章和第 12 章）。定量研究利用了四种主要类型的研究设计——描述性、相关性、准实验性和实验性。数据是通过调查（Lee 等，2014）、访谈（Holden 等，2015）、直接观察（Rousek 和 Hallbeck，2011），以及对患者身体功能和生理反应的直接测量（Tsai 等，2008）收集的。人

体工效学测量和工具，如肌电图（White 等，2017）、姿势需求评估工具（如快速上肢评估——RULA）（Roda-Sales 等，2019）、姿势描记术（Dueñas 等，2016），握力和手指测力计（Hensler 等，2015；Sheikhzadeh 等，2012）、心率监测器、压力测绘（Kabra 等，2015）、测力板、运动学标记跟踪和摄像系统都使用到了。常用的主观测量评估了患者对劳累、疼痛、可及性和舒适度的认知（Hensler 等，2015；Kabel，2017）。多项研究中还包括了表现评估。数据是在模拟环境、实验室环境和现场收集的，其中包括患者家庭、医疗卫生保健环境和社区。

除了上述广泛的一般人体工效学方法、工具和理论外，一些研究还确定了现有方法中有待改正的缺陷。以用户为中心的设计过程的重要性在各行各业（包括医疗保健卫生行业），都得到了更多的认可（见本书第 10 章）。然而在设计过程中，有效并高效地吸引用户面临着挑战，这些挑战在与特定患者群体合作时可能会加剧。例如，两项研究讨论了在设计过程中代表不同患者的挑战（Gyi 等，2004；Vincent 和 Blandford，2014）。收集有关身体功能或设计对身体工作影响的数据可能不适用于所有患者群体，也可能会增加额外负担。患者可能已经因为追求自己的健康目标而经历较高的工作要求，也可能会面临身体和认知功能方面的挑战，它们扮演着参与人因工程学研究或设计过程中障碍的角色（Holden等，2020）。Mackrill 等（2017）描述了如何使用数字技术来鼓励用户参与医疗卫生环境设计。Martin 等（2012）描述了一种以用户为中心的方法，可用于得出设计要求以支持医疗设备开发。通过患者人体工效学，可以开发更稳健且全面的患者特征（人体测量、力量测量、视觉感知能力、运动范围等）用户描述系统，以解决一些让患者参与设计过程和支持改进医疗设备设计的潜在挑战。继续寻找支持患者和照护者的人因工程学工作的创新机制，需要开展更多额外工作。

三、患者人体工效学与其他领域患者工程学的交叉点

工作从来不是纯粹的体力劳动。患者工作的认知和组织工程学方面通常与人体工效学交织在一起（见本书第 2 章和第 4 章）。例如，现代药物管理涉及认知，且与该主题相关的患者认知工程学研究领域正在不断扩大（见本书第 2 章）。然而，作为药物管理的一部分，获取药丸是一项身体任务，人体工效学文献的方法和知识对改进与药物管理相关的设计、表现和安全性可能十分重要。相比之下，安全的患者行动可能被认为是一项可以得到患者人体工效学支持的主要身体任务，但行动也可能受到双任务表现或必须处理的干扰的影响，这将受益于患者认知工程学方法。

人体工效学提供了一种了解患者需求和能力的视角或切片，以指导支持患者工作的设计。 主要的患者人体工效学工作（如患者行动、物理访问的产品包装设计、容纳辅助设备的建筑环境设计）有一个小核心，其与患者工效学的其他领域相交叉，其中包括认知工程学、组织工程学，以及可用性的其他领域和产品设计。患者工作系统通常与医疗卫生保健专业人士的工作系统共享或交叉（见本书第 4 章）。因此，患者人体工效学也是医疗卫生保健中更普遍的人体工效学应用的一个组成部分（如医疗卫生保健专业人士的身体疲劳、工具设计，以及用以减少外科医生的姿势要求和工作相关的骨骼肌问题的建筑环境）。

四、个案研究：家庭医疗保健设备设计

基于家庭的康复系统有支持损害后身体改善的自我管理潜力。设计这样的系统考虑了人体工效学可以提供更有效的设计并改善用户体验。这已经在一个基于家庭的脑卒中康复系统的例子中得到了评估。

每年会有超过 700 000 例新发脑卒中病例（Rosamond 等，2007）。

随着婴儿潮一代的老龄化，这个数字可能还会增加。尽管有证据表明脑卒中后数年情况仍有可能改善（Wolf 等，2010），但脑卒中慢性阶段的康复方案尚未完全确定，只有一小部分脑卒中患者在患病后一年仍与治疗师继续互动（Langhammer 和 Stanghelle，2003）。尽管书面的家庭锻炼计划通常在正式治疗结束时确定（Jeanne Langan 等，2018），但它们并不支持家庭康复的自我管理。持续练习是提高功能水平的关键（Novak，2011）。因此，开发能更好地支持患者的家庭计划的方法十分重要。为了满足这一需求，mRehab 系统被设计并开发出来（Bhattacharjya 等，2019；Cavuoto 等，2018；Lin 等，2016；Nwogu 等，2017）。

mRehab 系统是一种家庭康复的便携式测量系统，可以提供有关上肢功能移动性跨越等一系列能力的关键数据（图 3–1A）。该系统包含一个嵌入 3D 打印对象的智能手机和一个移动应用程序（APP），可以为用户提供说明、活动跟踪和表现反馈。支持的功能包括一般手臂运动、前臂旋前及旋后、肩胛骨 / 手臂稳定、肘部伸展、力性抓握和精细运动控制。这些运动对执行基本 ADL 和改善慢性脑卒中后的生活质量十分重要。3D 打印的使用提供了一个可订制选项。智能手机嵌入 3D 打印的杯子中，其手柄可以适应个人用户的手部功能，3D 打印的碗用于双手康复，3D 打印的盒装支架则用于钥匙和门把手的转动任务。3D 打印物品被用于牢固地固定智能手机或将智能手机固定在某个位置，或是 3D 打印的杠杆在智能手机屏幕上滑动时记录触摸数据、捕捉钥匙或门把手的旋转运动。在规定的家庭康复活动期间，智能手机的内置传感器可以捕捉活动数据，包括运动时间、加速度、方向和平滑度（急动度）。该应用程序允许患者选择要训练的康复活动、设定目标、跟踪任务完成情况（通过实时听觉反馈）、监测运动时间和平滑度的表现，并与过往表现进行比较。

人体工效学考量对满足目标人群独特需求的有效系统设计至关重要。下面重点介绍了人体工效学在此设计过程中的应用。

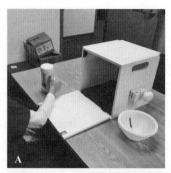

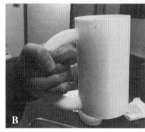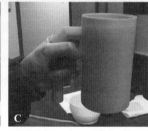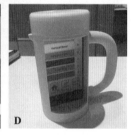

图 3-1　A. mRehab 系统，带有应用程序、3D 打印物体和盒子的智能手机；B 至 D. 杯子设计迭代

（一）身体设备设计

3D 打印技术的使用允许订制用于培训活动的物体。在当前系统中，杯子、碗、钥匙和门把手被选用于支持上肢功能的活动康复。未来可以设计和打印一组扩展对象，用以根据患者的特定需求和目标提供个性化康复服务。对于当前的物体，可以调整杯子把手、碗和钥匙的大小及形状。实验室及家庭的可用性系统测试参与者对 3D 打印物体普遍有积极反馈（Bhattacharjya 等，2019；Cavuoto 等，2018）。

遵循以患者为中心的设计过程以达到最终的物体设计。设计过程中的每个阶段都征求了脑卒中患者和老年人的反馈。图 3-1B 至 D 显示了 3D 打印杯把手的设计修改示例。对于许多脑卒中患者而言，对其神经系统的影响会导致受影响一侧的手握紧，且无法以传统方式进行抓握。如最左边的图所示，在这种情况下使用圆形手柄具有一定挑战性。用户更喜欢最右边图中的 D 形。这为不同大小的手提供了充足空间，可以容纳重叠的手指，但手柄底部的闭合可以让用户休息他们的手，且不用担心杯子在使用时滑出手中。

以患者为中心的设计方法影响了设计的其他方面。对于杯子，制作了右手和左手版本，使患者可以根据受影响的一侧看到电话屏幕。对于碗（图 3-1A），沿顶部加了一条边，以便患者可以抓住碗而不用担心它不小心从手中滑落。碗的侧面也有一个较浅的坡度，以便握住它时前臂旋后。

（二）人体工程学方法在表现评估中的应用

接收反馈可以通过让患者更好地了解自己的能力、建立自我效能和培养为自己设定适当目标的能力，来帮助康复进程（Dobkin 等，2010；Liu 和 Chan，2014；Novak，2011）。然而，目前大多数客观反馈仅限于任务完成成功 / 失败和完成时间。尽管一般而言，完成时间更短可以表明能力提高，但完成时间可能会趋于平稳，而性能提升可能仍十分明显。此外，任务控制通常对 ADL 的成功执行是同样重要的。例如，当用杯子喝水时，如果杯子被不受控制地快速举起，液体可能会溢出杯子边缘。一个训练有素的治疗师可以通过可视化检测来评估质量，就像人体工程学家可以评估工作场所的伤害风险一样。然而，这正在变得具有挑战性，原因有三方面：①治疗师不会定期评估慢性脑卒中患者；②随着患者病情进展，变化可能变得更加微妙；③一次诊所就诊只能提供一个观察时间点。在最近一项对职业和身体治疗师进行的调查中，尽管只有 11% 的受访者表示在 75% 以上的时间里使用了客观反馈，但大多数人会优先考虑一种为治疗师和患者提供关于完成时间、运动流畅度和运动对称性的客观反馈方法的需要（Langan 等，2018）。

在开发用于监控康复进度和提供反馈的表现质量的有效指标时，设计者可以得到已经在人体工效学中得到使用的测量运动学分析以评估人体工程学风险并描述专家任务表现。运动学测量，如运动平滑度（急动分数）已被用于研究，以提供有关运动效率的信息（Langan 等，2013）。人体工程学文献中记录了急动作为运动技能、体力消耗和疲劳发展的一种指标的实用性（Maman 等，2017；Zhang 等，2019）。运动学分析传统上需要运动捕捉实验室设施进行准确评估，而惯性测量单元（IMU）的传感器设计和分析方法的最新进展已经允许进行基于现场的准确测量（Schall 等，2016）。

五、个案研究：跨环境的患者身体功能

多达 60% 的 65 岁及以上成年人会在住院期间失去一项或多项 ADL 的独立性或是独立走过小房间的能力（Hastings 等，2018）。老年人住院期间身体功能的丧失在文献中已有 30 多年的记载，并已使用多个术语进行识别，包括住院期间的功能衰退、医院相关的残疾，以及最近的住院创伤。多种共病情况和急性疾病的影响使老年人处于功能损伤的高风险中。然而，强制卧床休息或限制走动和完成自己的 ADL 的强迫依赖被认为是老年人住院期间 ADL 能力丧失最可预测且可预防的原因（C. J. Brown 等，2004）。防止老年患者 ADL 独立性丧失的干预措施针对的是组织层面，对患者观点或阻碍患者工作维持其功能独立能力的障碍知之甚少。

只有少数研究捕捉到了老年人住院时的情况和环境对住院期间他们是否起身行走或鼓励独立的影响。研究结果表明，老年患者将身体功能看作他们幸福感的关键，期望他们能通过改善后的 ADL 被允许出院并能够回家（Boltz 等，2010）。其他研究也证实，老年患者渴望参与完成自

己的日常个人护理和住院期间的独立行走，然而通常没有机会（履行自己的 ADL 护理），并且他们在住院期间被允许行走的频率和时间受到限制（Boltz 等，2012；Penney 和 Wellard，2007）。

患者工作，被定义为患者为完成某件事而付出的努力和投入的时间（Strauss，1993），一直没有在医院环境下得到充分研究。只有一个研究（Bodden 和 King，2018）从患者角度捕捉到了防止老年人在住院期间走动的障碍。在医院里，老年人经常经历他们是否能起身走路的不确定。行走的不确定性与沟通不畅或缺乏护理人员对患者何时、何地可以行走或可以行走多远的同意相关，与缺乏"行走有益于康复"的意识有关，或当他们想起床时应该向谁寻求帮助。沟通不畅是患者工作的障碍，这个结论与其他研究结果一致（Penney 和 Wellard，2007）（见本书第 6章）。老年人还从医院的临床医生（护士和内科医生）那里接收到了因为担心跌倒，他们无法在没有帮助或监督的情况下行走的强烈信息。老年人发现由于他们行动受限，因此在住院期间，行走不是优先考虑项，或者对出院后保持 ADL 的独立性并不重要（Bodden 和 King，2018；C. J. Brown 等，2007）。老年人也将医院视为不受欢迎的步行空间，因为其物理布局混乱且缺乏寻路标志，病房和走廊杂乱，以及座位（椅子、沙发）难以进出（Bodden 和 King，2018）。医院环境的复杂性增加了老年患者在住院期间开始行走的难度。如果步行（例如，步行往返浴室或在走廊上走，或完成一次身体治疗）变得过于具有挑战性，那么患者完成步行任务的能力将受到显著影响，甚至进一步危及患者出院时功能独立性的维持。

此外，很少有研究调查过老年人为了恢复正常功能状态而做的工作或他们住院后恢复功能独立性的策略。只有一项研究表明老年人出院后从事两种类型工作以恢复其正常身体功能状态，即恢复工作或维持工作（Liebzeit，Bratzke，Boltz 等，2019）。老年人从事哪种类型的工作取决于个人的生理和身体储备，以及他们是否得到了他人的足够支持（Liebzeit，Bratzke，Boltz 等，2019）。正在进行恢复工作的老年人经常寻找像增加的能量和力量这样的身体线索，以表明他们准备好开始工作以恢复正常。老年人用来完成工作的策略包括强迫自己完成更多的运动或步行，以及他们保持身体活动的强度（多少分钟）。老年人还监测自己的改善情况（能够爬一段楼梯），作为他们正在进步的标志，并通过尽早探访他们的医疗保健提供者防止挫折，这样他们的进步就不会受到影响。那些正在努力保持健康的人将他们的健康描述为，会影响他们完成体力活动以变得更强壮的能力。正在努力维持健康的老年人被迫重新定义对于他们而言现在的正常生活是什么样的，且必须接受新的限制。例如，他们可以为自己做什么，依赖他人获得 ADL 的帮助，走出自己的家门进行社交或采购，放弃爱好或高薪工作（Liebzeit，Bratzke，Boltz 等，2019）。

可靠支持者〔无偿的家人和朋友或是有偿的医疗卫生保健专业人士（如医生、康复治疗师、家庭健康护理援助）〕的存在对老年人参与努力恢复功能至关重要（Liebzeit，Bratzke，King，2019）。当恢复功能的身体工作变得困难时，支持者为老年人提供了鼓励的重要来源。支持者也会临时帮助做家务（做饭、打扫卫生），这样老年人就可以集中精力及努力让自己变得更好。有偿支持者（身体治疗师）为正在努力恢复的老年人提供如何正确进行锻炼的重要信息，并作为监测其健康状况和恢复正常生活进展的另一来源（Liebzeit，Bratzke，King，2019）。其他人也描述了住院后患者工作的概念，他们认为老年人在出院后会过渡到各个阶段（Werner 等，2019）。这些阶段包括老年人角色和责任的变化，建立和整合新的自我护理程序，以及应对新的挑战和资源需求。住院后的患者工作过程需要部分老年人承担较高的工作量，并且通常会持续数月至数年（Liebzeit，Bratzke，Boltz 等，2019；Werner 等，2019）。

六、讨论及结论

　　患者人体工效学是一个正在发展的研究和应用领域，有助于改进工具和环境的设计，以支持患者的工作活动和健康目标，如本章开头提到的 A 先生。尽管文献中的患者人体工效学研究的例子涵盖了不同的患者身体活动和患者特征，并使用了一系列人体工效学方法，但以患者为中心的人因工程学领域的发展并不如认知患者工程学。这可能部分归因于定义患者人体工效学的清晰界限及患者身体功能和工作目标与认知和工作组织的交集的挑战。

　　当前患者人体工效学文献的总结和两个案例研究说明了患者人体工效学对改善患者安全、体力劳动的表现、舒适度和满意度的价值。具体来说，正如第一个案例研究强调的那样，在家庭使用的健康相关设备的设计中，用户人体测量学和伴随特定患者群体的可变性的整合对设计支持患者工作活动的设备是十分必需的。如第二个案例研究所示，在从医院过渡到其他环境时，解决物理环境设计的人体工程学问题对支持移动和恢复独立移动至关重要。

　　我们需要更多研究来扩展对不同患者群体在完成与其健康和福祉相关的多维工作任务时的独特需求和能力的理解。鉴于当前人口老龄化的趋势，以及越来越多的患者在家庭和社区环境（正规医疗机构外）中管理慢性及复杂医疗状况，我们需要认识并支持身体功能、安全性和表现。衰老不仅与认知功能的变化有关，在患者工程学研究和实践中，还需要考虑作为衰老的自然副产品——感觉能力和身体功能的变化。其他学科，如康复科学、护理和工业设计，正在努力支持不同患者群体的通用设计和功能表现。人因工程学可以提供一个框架，在大多数其他学科主要只关注身体时，将身体功能与认知和感官的变化相结合。人体工效学方法通过寻求理解，并在相关时量化患者工作需求，量化患者能够安全地、成功地完成体力劳动的能力，从而提供了可以补充旨在支持患者健康和功能的其他领域观点的价值。

此外，了解身体如何影响（支持或损害）认知功能，反之亦然，其如何能够允许从整体上支持患者的医疗卫生保健系统设计。人因工程学有机会探索，我们在工业人体工程学中对体力劳动的理解和使用的方法是否可以转化为对患者工作的理解和支持。例如，与用于评估职业工作的现有工具相比，我们是否需要不同的方法或工具来评估患者工作的姿势要求？未来的研究应当考虑支持患者工作的新技术、新分析方法或新设计方法的需求和价值。随着新方法和技术的开发，还必须对它们进行验证，以确定患者所面临的挑战的有效性。

最后，大部分关于患者人体工效学的研究都侧重于患者体验，但非专业照护者也面临着与照顾亲人相关的体力任务和工作的挑战。很少有研究直接研究非正式照护者的身体需求和能力。需要进一步研究以了解需求和设计的干预措施，以支持患者和照护者与身体工具和环境交互的身体活动。

第 4 章 患者工作的宏观人体工程学：使患者参与改善其工作的社会技术环境中

Pascale Carayon Armagan Albayrak Richard Goossens

Peter Hoonakker Bat-Zion Hose Michelle M. Kelly

Marijke Melles Megan E. Salwei 著

  人因工程学（HFE）的研究和从业人员旨在改善"工作"。我们经常想起"人体工程学"一词的希腊语起源：在希腊语中，"ergo"的意思是工作，"nomos"的意思则是法律。工作由一些有偿或无偿人员执行。患者工作即是无偿的（Strauss，1993；Strauss 等，1982）。HFE 研究人员和从业人员越来越关注患者及其非正式照护者的工作。非正式照护者，通常是家庭成员，为他们有亲缘关系的家属提供照护，通常是无偿的（美国国家研究委员会，2010）。在本章中，我们将关注患者工作的宏观人体工程学（macroergonomics），并描述概念化和方法论的方法以分析并改进患者工作系统。在本章余下部分，我们会将非正式照护者（家人、朋友和邻居）称为照护者。

一、患者工作：背景 / 系统的重要性

  一部分患者工作得到了认可，但其他工作却可能不能被临床医生和患者看到或认可。例如，可见的患者工作是在规定时间服用正确的药物、进行锻炼、在家更换伤口敷料、控制饮食、安排预约临床医生等。Strauss 及其同事（1982）描述了患者所做的"不可见工作"；例如，住

院患者管理他们的糖尿病（次要条件），而医生和护士治疗他们的主要疾病（首要条件）。Gorman 等（2018）在几位乳腺癌幸存者中发现了一些医生"不可见工作"的实例；例如，一位患者上网查明了一种药物的不良反应，并将之传达给了她的医生，意识到这种不可见工作后，她的医生决定更改处方。患者所做的可见或不可见工作发生在各种环境中，如家庭、医院、急诊室或初级保健诊所。此外，最近以患者为中心的护理运动产生了各种组织方法和实践，如共享决策（Hargraves 等，2016；Stiggelbout 等，2012）和面向患者的技术（Ahern 等，2011），这需要患者及其照护者的积极参与。这些策略和实践涉及患者需要执行的工作，包括处理其健康或慢性病所需的个人健康管理工作，如用药和管理个人健康信息。从宏观人体工程学角度来看，我们需要了解各种形式的患者工作发生的背景或系统，以及如何设计出更广泛的"工作系统"来支持患者工作、改善患者结果，包括对患者本身而言十分重要的结果。

患者可以自己工作或与他们的照护者一起工作。他们还会与医护人员一起做一些工作。例如，患者可能会做临床医生的"镜像"工作：患者书写有关身体情况（如偏头痛）的日记，临床医生则在这些数据中寻找其模式（Strauss 等，1982）。患者、照护者和临床医生间的协作工作涉及身体活动（如体检和日常生活活动）、认知活动（如有关药物治疗的共享信息）和社会心理活动（如在急诊室遇到患者时有关性格的对话）（见本书第 2 章和第 3 章）。这项协作工作使患者（以及照护者和家属）参与到了以下三个系统级别中：①直接护理；②组织设计和管理；③政策制定（Carman 等，2013）。在直接护理层面，患者在接受新诊断后可能会上网查找有关治疗方案的信息（见本书第 7 章）。这项工作可能是为后续咨询和与专家讨论护理计划做准备。在组织层面，患者可能会在与医疗卫生保健组织（如患者 / 家庭咨询小组或质量改进团队）的接触中做一些工作。在政策层面，患者及其社区（如地理 / 生活社区或患者倡导社区）可能会参与制订和实施计划。也有越来越多的患者积极参与研究（Greenhalgh 等，2019），其中涉及诸如对研究问题和方法做出决策（如以患者为中心的结果的测量）和分析研究数据等工作（见本书第 13 章）。

　　总而言之，患者工作是单独或协作完成的，其中包括各种身体、认知和社会心理活动，且涉及多个系统层面的参与。重要的是要认识到患者工作发生在一个影响、促进或阻碍工作的环境或系统中。了解患者工作发生的系统是宏观人体工程学应用于患者工作的目的：宏观人体工程学观点允许人们描述、评估并改进患者进行各种类型工作的“工作系统”。这有可能导致结果的改善、患者体验和以患者为中心的健康政策。患者工作通常与护理人员（如家人、朋友、邻居和社区成员）共同完成。护理人员完成的工作是另一种形式的“无偿工作”，发生在组织或社会技术工作系统中。在本章余下部分，我们将使用“患者工作”一词作为总称，来描述患者个体工作及患者和其护理人员的协作工作。

二、什么是宏观人体工程学

　　宏观人体工程学是 HFE 的一个分支，支持一种了解、评估和改进人与任务、技术、身体环境以及社会心理和组织工作环境交互的系统方法（Hendrick 和 Kleiner，2001）。宏观人体工程学的一个关键方面是强调执行“工作”更广泛的组织和社会技术背景。宏观人体工程学专家认为（Hendrick，1991；Hendrick 和 Kleiner，2001；Zink，2000），HFE 仅考虑微观层面的交互，如工作者使用各种工具进行的身体或认知活动（即所谓的“人 – 任务 – 工具”的微观人体工程学三元组）是不够的。宏观人体工程学指出，需要考虑更高级别的组织因素，特别是在重新设计工作和改善工作者及其组织的结果时（Hendrick，2007）。

宏观人体工程学研究人员提出了工作组织环境的系统模型。例如，Kleiner（2006，2008）将工作系统定义为受外部环境影响的三个子系统的组合：人事子系统、技术子系统和组织子系统。Smith 和 Carayon 的工作系统模型是另一种宏观人体工程学模型，它指向工作执行的广泛背景（Carayon，2009；Smith 和 Carayon-Sainfort，1989；Smith 和 Carayon，2001）。工作系统模型以使用工具和技术执行任务和活动的"工作者"为中心，这项工作发生在身体环境和特定的组织环境中。这一工作系统模型有五大要素：①人（可能是患者的"工作者"）；②任务；③工具和技术；④身体环境；⑤组织。在宏观人体工程学方法中，工作系统元素间相互影响（Wilson，2014）；因此，改变一个要素会对工作系统的其他要素产生影响。这对设计和重新设计有影响，其中包括一种基于系统的参与式改进方法的需要。

与 HFE 的其他分支相似，宏观人体工程学在传统上侧重于有偿工作；因此，组织环境经常被概念化为雇佣工人并提供完成工作所需的物质、信息和组织资源（和约束）的公司。Strauss（1993）指出，患者工作涉及"患者或家庭成员为生产或完成某事而付出的努力和时间"。在本章中，我们将宏观人体工程学的概念扩展到了患者及其非正式照护者的无偿工作。

Carayon 及其同事（2013）定义了宏观人体工程学的五大关键要素，将之与其他改善医疗卫生保健和患者安全的 HFE 方法区分开：①系统方法；②表现和幸福的联合优化；③组织和社会技术背景的考虑；④系统交互和级别；⑤实施过程。表 4-1 列出了宏观人体工程学五大要素及其对患者工作的影响。

第一，因为宏观人体工程学以社会技术系统理论为基础（Pasmore，1988；Trist，1981；Trist 和 Bamforth，1951），工作分析和改进基于一种系统方法（Wilson，2014）；这就是 Kleiner（2006，2008）、Smith 和

表 4-1　患者工作的宏观人体工程学要素

宏观人体工程学要素	患者工作的应用
系统方法	患者工作发生在一个系统中。患者工作系统有多种模型
表现和幸福的联合优化	需要考虑各种患者结果（如护理有效性、护理效率和患者安全），以及患者体验和其他对患者十分重要的结果
组织和社会技术背景的考虑	患者工作发生在不同的环境中：如家庭、工作、学校、临床环境和医患会面
系统交互和级别	患者工作发生在多个系统层面，涉及多个系统要素间的交互
实施过程	患者参与是一种促进以患者为中心的护理和患者赋权的策略

Carayon（Carayon，2009；Smith 和 Carayon-Sainfort，1989，2001）的工作系统模型的本质。因此，患者工作发生在一个要素彼此交互的"工作系统"中。在下一部分中，我们将描述患者工作系统的各种模型。

第二，根据 HFE 的双重目标（Dul 等，2012），宏观人体工程学旨在改善表现和幸福感。在患者工作背景下，这意味着需要考虑与患者相关的多种结果，其中包括医疗质量、患者安全、患者体验和其他对患者十分很重要的结果。请参见下面对整合患者体验考虑的患者病程描绘方法的讨论。

第三，患者工作发生在更广泛的组织或社会技术背景下，了解系统（或背景）对重新设计或改进至关重要。例如，"患者依从性"方法（如对药物治疗的依从性）往往侧重于改变患者的行为或态度，但忽视了解决可能会阻碍或促进患者行为、患者工作的情感和主观方面的背景或环境的机会（例如，用药可能表明这个人身体出现了"问题"）（Valdez 等，2015）。

第四，因为患者工作发生在一个系统中，我们需要了解患者工作系统的各个要素和患者工作或参与医疗保健的系统水平。如上所述，Carman 及其同事（2013）关于患者参与的概念框架确定了三大系统水平，即直接护理、组织和政策水平。

最后，宏观人体工程学完全包含了参与的哲学及方法（Noro 和 Imada，1991）。在以患者为中心的护理背景下，设计和重新设计患者工作系统应该让患者以有意义且有影响力的方式参与。这与其他以人为中心的设计方法是一致的，如基于体验的设计（Bate 和 Robert，2006），它将患者的实际体验整合到健康服务的共同设计中。与以患者为中心的护理相关的术语的激增表明这一概念的重要性日益增加；然而，它可能会增加混乱。基于 Castro 等（2016）广泛的文献综述概念分析有助于阐明患者参与、以患者为中心的护理和患者赋权的相关概念。 患者参与可以被视为促进以患者为中心的护理的关键策略，因此可以促进患者赋权。患者参与发生在个体或集体层面。在个体层面，患者参与"围绕患者的权利和机会，通过与患者偏好、潜力相协调的对话，并结合其经验和专业知识，影响并参与其护理决策"（Castro 等，2016）。在集体层面，患者参与"患者或其代表组织通过积极参与个体、组织和政策层面结合经验和专业知识的一系列活动，对塑造健康和社会护理服务的贡献"（Castro 等，2016）。在接下来的部分里，我们描述了患者集体参与设计和实施社会技术系统改进以提高医疗质量和患者安全的各种例子。

三、患者工作的宏观人体工程学模型

工作系统的宏观人体工程学模型已应用并适应了患者工作。在这一部分中，我们回顾了最初的 SEIPS（患者安全系统工程计划）模型（Carayon 等，2006）及其改编版，SEIPS 2.0（Holden 等，2013），它清楚地描述了临床医生的个体工作、患者的个人工作和医患间的合作。由于许多患者工作都发生在家庭环境中，我们还描述了采用宏观人体工程学视角的家庭医疗保健的 HFE 模型。

（一）SEIPS 模型

最初的工作系统和患者安全 SEIPS 模型（Carayon 等，2006）将 Smith 和 Carayon 的宏观人体工程学工作系统模型（Carayon，2009；Smith 和 Carayon-Sainfort，1989）与 Donabedian 的结构 – 过程 – 结果模型（1978，1988）整合到一起。根据 SEIPS 模型（Carayon 等，2006，2014），工作系统可以是临床医生的或患者的系统。在分析临床医生工作系统时，我们描述了临床医生执行的任务，其中一些涉及患者，如护士给患者用药。在临床医生工作系统中，患者可能会影响系统要素，如作为身体环境中干扰或中断的来源。最初的 SEIPS 模型还把工作系统中的"人"描述为患者，如根据特定时间表（组织）使用药物分配盒（工具）在家（物理环境）用药（任务）的人。SEIPS 2.0 则更进一步，清晰地描述了临床医生所做的工作、患者所做的工作及医患合作完成的工作（Holden 等，2013）（图 4–1）。

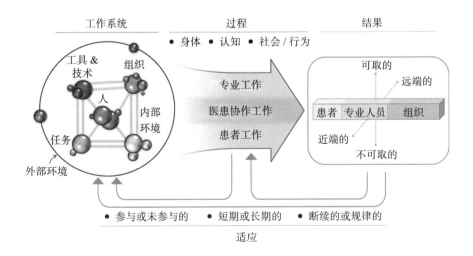

图 4–1　SEIPS 2.0 模型（Holden 等，2013）

（二）患者工作系统模型

患者对其健康的管理是一个嵌入到特定环境中的复杂过程。患者工作框架（Holden，Schubert 等，2015；Valdez 等，2015）与两个系统模型相关：SEIPS 2.0（Holden 等，2013）和家庭医疗卫生保健的人因模型（见下文）（Henriksen 等，2009），并考虑到了更大的过程和背景（宏观人体工程学的一大关键要素；表 4-1）及患者的观点。患者工作框架描述了患者工作系统的要素：人、任务、工具和技术、身体环境和社会组织环境；这些要素相互影响并且影响了患者结果（如患者健康）。它可以与以用户为中心的设计方法相结合，来设计健康信息技术（见本书第 5 章和第 10 章），并改善技术在患者生活中的整合，从而增强患者健康管理（Valdez 等，2015）。

Holden 等（2015）把患者工作系统模型应用于分析心衰患者在自我护理工作中遇到的障碍（Holden，Schubert 等，2015）。使用从 30 名心衰患者处收集到的访谈、观察和调查数据，研究人员确定了每个工作系统要素中的一些障碍。例如，人的障碍是患者对心力衰竭自我护理的了解，工具和技术的障碍是计算机的不可用。研究人员强调，在设计干预措施以支持患者工作时，需要解决背景和工作系统的相互作用。

（三）居家医疗模式

美国国家科学院的里程碑式报告《医疗保健到家：人因》（2011 年）提出了基于宏观人体工程学方法的家庭医疗保健人因模型（Czaja 和 Nair，2006；Czaja 等，2001）。该模型由人、任务、设备 / 技术、环境四大交互要素组成。需要对其进行设计以实现患者安全和医疗卫生保健质量（如有效且高效的护理）。模型中的交互由要素间的双箭头表示。人

（如接受护理者、护理人员和临床医生）为家庭医疗卫生保健体验带来了一系列特征、技能 / 能力、教育、健康状况、偏好和态度。人与任务和设备 / 技术的交互因其认知、感知和身体能力而异。任务与设备 / 技术间的交互因人对与其能力相关的认知、感官和身体需求而异。人、任务和设备 / 技术在多种环境（即卫生政策环境、社区环境、社会环境和身体环境）中相互作用，在模型中用同心圆表示。系统要素间的交互和"匹配"会影响家庭医疗卫生保健的效率、有效性和安全性。

Henriksen 等（2009）开发了一个家庭医疗卫生保健宏观人体工程学模型，该模型突出了有助于患者安全和质量的家庭医疗卫生保健的特定因素。该模型还区分了可能是由护理人员对急症患者需求做出反应而导致的主动错误和潜在条件（即在家庭护理提供系统中可能被忽视的潜在促进因素）。影响因素分别是以下七种：①患者特征；②提供者特征；③家庭医疗卫生保健任务的性质；④身体环境的设计特征；⑤使用的医疗设备和技术；⑥社会和社区环境；⑦外部环境。每个影响因素包括 5~8 个子因素（例如，患者的健康素养和知识对自我护理管理有影响）。家庭医疗卫生保健利益相关者应当考虑这些部分的设计及其相互作用，以避免威胁安全和质量。

McGraw（2019）使用这种家庭医疗卫生保健的人因模型确定了导致社区获得性压疮发展的因素，这些因素是通过采访家庭医疗卫生保健环境中工作的护士确定的。例如，痴呆症（患者特征）患者通常无法参与压力区护理。家庭医疗卫生保健提供者的健康知识不足（临床医生特征）则归因于其有限的教育和培训。McGraw 根据确定的压疮风险和影响因素定义了四类干预措施：①行为干预（如患者教育）；②技术干预（例如，为压疮预防提供定期个性化提示的数字屏幕）；③保护干预（例如，当护理人员未能升级皮肤变化时）；④促进卫生、地方当局和家庭更好融合的举措（例如，在床边进行的一对一教学）。

（四）患者工作宏观人体工程学模型的总结与综述

患者工作是"人"使用各种"工具"执行"任务"的结合，发生在更广泛的组织和社会技术背景下。本节回顾的患者工作宏观人体工程学模型提出了不同的系统要素，即人、任务、工具、身体环境、组织、社会环境、社区和外部环境。这些模型结合了家庭环境、社区和外部环境等多个系统层次。为了提出患者工作系统的通用宏观人体工程学模型，Holden 及其同事（2017）对慢性病患者及其非正式照护者进行的三项独立工作研究进行了二次数据分析。研究人员分析了以下三项研究的数据：对使用新型哮喘管理技术的个体进行的哮喘和技术研究；Keystone Beacon 项目为患有心力衰竭和慢性阻塞性肺病的老年人开发了一项基于社区的护理管理计划（Carayon 等，2012；Carayon 和 Hundt，2015），以及针对患有心力衰竭的老年人及其非正式照护者的关怀之心研究（Srinivas 等，2017）。整合后的模型核心包括人 – 任务 – 工具的微观人体工程学三元组；三元组嵌入家庭环境和社区的系统层面（图 4-2），并且受身体环境、社会环境和组织环境三个领域的因素影响。研究人员确定了 17 个对患者健康和健康行为具有积极、消极或混合影响的身体、社会和组织环境（宏观人体工程学）因素。例如，居住在农村地区的患者距离其初级保健诊所或杂货店（身体环境）很远，如果身体出现问题，因为距离的障碍，他们不太可能按时服药或去看初级保健医生。

四、以患者为中心的护理的宏观人体工程学

工作系统设计的宏观人体工程学（社会技术）方法可用于改善患者工作并加强以患者为中心的护理。在本节中，我们描述了社会技术系统中设计和实施健康信息技术，可以促进以患者为中心的护理（尊重和响

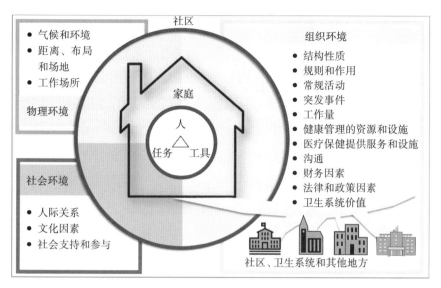

图 4-2　宏观人体工程学患者工作系统整合模型（Holden 等，2017）

应患者个体偏好、需求和价值观，并确保患者价值观指导所有临床决策的护理）的两个例子［医学研究所（IOM），2001］。

（一）通过健康信息技术支持患者参与和授权

各种健康信息技术已经被开发出来，以加强患者工作及其与临床医生的互动（见本书第 5 章）。患者门户是一个例子。与电子健康记录系统相连，患者门户允许患者查看有关其护理的在线信息，包括有关他们的医疗状况、药物、测试结果和照顾他们的临床医生的信息。患者门户还可用于预约、支付医疗费用及向临床医生发送安全消息。患者门户已经发展到了可以支持患者和临床医生在不同环境中工作的程度。患者门户最初旨在支持门诊患者的护理，促进他们与门诊医生的交互（Kelly 等，2018）。较新的住院或急症护理门户在住院期间为患者提供支持，这将在本节中进行讨论。

住院门户是在线应用程序，通常在床头平板电脑上提供给住院患者

（Kelly 等，2018）。他们为患者或其护理人员提供其医院诊断、药物信息、测试结果以及临床医生姓名和照片的实时、安全的访问权限。它们还提供工具来改善患者住院体验（如订餐和娱乐），并促进医患间的沟通与协作（如出院目标和安全信息传递）（Collins 等，2016；Kelly 等，2018）。通过提高信息透明度和信息共享，住院门户致力于在急性住院的脆弱时期增强患者和护理人员的能力。患者和护理人员使用住院门户中的信息监控、记忆并理解他们的护理计划（患者工作），并与其住院医生沟通协作（医患协作）（Kelly 等，2019；Woollen 等，2016）。该技术还允许患者在提高护理安全性方面发挥更积极的作用（Prey 等，2018），例如，在过渡到住院护理期间或发现和报告错误期间，帮助患者对药物进行调整。

虽然利用健康信息技术有很多潜在的好处，但将这项技术有效地集成到患者及其住院医疗团队的工作系统中可能成为一项挑战，其中可能存在多重的阻碍。例如，一些临床医生担心实时公布检测结果可能会让住院患者感到困惑，还会增加他们的焦虑心理（Caligtan 等，2012）。而人为阻碍在一些情况下更为突出，如为健康状况较差或计算机知识较少的患者办理入院，或者是对于那些临床医生更倾向于实施"父爱式诊疗"的。同时，更便捷的获取信息途径还可能会使患者提出更多的问题（无论是亲自询问还是通过住院患者门户的消息传递功能），虽然这些信息可能提高患者的参与度，但也可能增加临床医生的工作量（Caligtan 等，2012；Kelly 等，2017；O'Leary 等，2016）。还有一些很重要但互相冲突的临床护理活动，可能会成为有效使用患者门户网站的阻碍。

为了确保在技术（如住院患者门户）的设计、实施和评估中，充分考虑到患者和临床医生的需求，采用宏观人体工程学方法是很有必要的，其有助于协助护理过程，改善患者预后效果（Carayon，2012；Collins 等，2018；Holden 等，2013）。在设计中，应采用"以用户为中心"的理念

（见本书第 10 章），来确定患者门户网站的适宜内容和设计需求，以及需要整合的诊疗场景（Collins 等，2018）。

（二）以患者为中心的辅助决策设计

虽然大多数医疗辅助决策（CDS）技术是为临床医生设计的，但患者决策辅助技术可以促进患者和临床医生之间的协作（见本书第 6 章），其中包括通过评价与循证证据、潜在风险、收益和预后效果相关的患者价值观、目标需求及偏好来辅助患者决策。Melnick 及其同事（2015）应用宏观人体工程学方法设计了一种以患者为中心的 CDS，应用于急诊室（ED）的轻微头部损伤患者，名为"脑震荡或脑出血"（concussion or brain bleed）。CDS 利用加拿大头部 CT 扫描原理［Canadian Computed Tomography（CT）Head Rule］，一种临床预测原理，旨在减少轻微头部损伤的不必要成像。患者、急诊医生、临床信息学专家和卫生服务研究人员通过以下四个迭代步骤，利用以用户为中心的设计方法（如关键决策方法）和 HF 原则（如用户参与）开发了这套 CDS 系统：①初始原型开发；②可用性评估；③现场测试；④ beta 测试（Melnick 等，2015，2017）。

该技术的设计不仅能够协助临床医生进行 CT 诊断决策，而且能够促进患者和临床医生之间的沟通。首先，"脑震荡或脑出血"（concussion or brain bleed）"以患者为中心"的 CDS 为起始点，其中包括主界面、损伤评估器和风险可视化模块。其次，CDS 可以帮助患者和临床医生之间开展风险讨论，其中包括患者可能存在的特殊考虑因素（如辐射和幽闭恐惧症）。最后，形成讨论内容和诊断决策的总结报告，发送给患者。

研究人员在急诊室使用 CDS 并评估其作用（Singh 等，2017）。41 名急诊患者和 29 名急诊医生参与了这项研究。首先，研究人员培训患者和医生如何使用"脑震荡或脑出血"；然后，急诊的患者和医生使用 CDS

后填写调查问卷，以评估患者使用体验（患者对损伤和风险的认知程度、满意度、决策冲突和对医生的信任度）、医生使用体验（可接受性和可用性）和医疗保健利用程度（包含 CT 检查的急诊、医院的接受程度）。研究人员在 7 天后对患者进行了电话随访，以确定患者的预后情况，如再次急诊就诊或到基层医疗机构就诊、神经影像检查的使用情况及诊断出的脑损伤的程度。他们比较了访前和访后调查中，患者正确回答相关知识（例如，选择可进行的诊断和患者个体风险）的数量，发现 CDS 使患者知识水平增加了 42%（通过 9 个问题测量，如脑震荡和相关治疗方案）；85%～88% 的患者对该技术提供的信息的清晰度、数量和有用性表示满意。急诊医生也给予了积极的反馈，根据系统可用性量表（System Usability Scale，SUS，Brooke，1996）测评的结果显示，85%（满分100 分，得分 85 分）的急诊医生认为该技术提供的信息对于患者来说有一定程度或非常大的帮助，相对于量表来说是非常高的比例。同时，在 7 天的随访中，研究人员没有发现有脑损伤漏诊的现象。以上结果说明宏观人体工程学的一个关键要件，联合优化（Hendrick，1991），其中的工作系统要件（如 CDS 技术）会对临床医生的状态、患者的产出（如认知）和患者安全（如 CT 的适当使用）起到积极作用。

五、患者就诊之旅

患者工作随着时间和空间的变化而变化，这是患者就诊流程的核心（Carayon 和 Wood，2009；Carayon 和 Wooldridge，2019；Carayon 等，2020）。患者工作的宏观人体工程学方法提示我们，要关注患者的整个就诊流程，而不仅仅只是患者接受医疗服务的过程。患者就诊流程分析着重关注各个环节或步骤之间的衔接，因为它们可能会以积极或消极的方式影响到患者安全（Carayon 等，2020；Vincent 和 Amalberti，2016；

Vincent 等，2017）。遵从以人为本的患者就诊流程图法是一种宏观人体工程学的设计方法，用于分析和改进患者工作的各个系统（McCarthy 等，2016；Simonse 等，2019）。该方法源于人本科学设计，"将特定疾病的管理或治疗划分为一系列连续的事件或环节，借此来观察和理解患者的体验"（Trebble 等，2010）。患者就诊流程图法是一种成熟的方法，可帮助我们更好地了解医疗工作系统的各个子系统，其中包括该系统中涉及的所有参与者和流程，以及患者视角的就诊体验（Simonse 等，2019）。患者就诊流程图法的最终目的是识别那些能够促进整个社会技术环境中的医疗工作系统的机会点，来支持新产品和服务系统的设计。除了识别设计机会之外，梳理患者的就诊流程还能够帮助我们清晰地界定新服务或产品 – 服务组合能够发挥作用的范围。

（一）患者就诊流程的可视化

患者就诊流程清晰地展示了医疗服务体系是由多部分组成的，患者也是其中之一，它包括了就诊流程的不同环节，以及在诊疗过程中直接或间接影响患者就医体验的不同因素。不同时间的活动和诊疗系统中不同参与者的交互处称为"节点"。同时，患者的情绪变化也被标记在他们的就诊流程中，以此深入了解患者是如何经历他们的诊疗过程的，分析患者的情绪变化和节点的内容可以为改进相对分散的医疗系统提供参考。

患者就诊流程从患者的视角将诊疗可视化为"已经完成的工作"，即基于实际流程和交互。数据收集方法包括参与式人体工程学方法，如观察、访谈、焦点小组会议、生成式设计技术和共同设计方法（见本书第9 章和第 10 章）。理想情况下，患者就诊流程中所有不同的参与者，特别是患者，都要参与到流程再造过程中（见本书第 13 章）。

（二）绘制患者就诊流程图

全面透彻地了解患者工作的复杂性的方法就是分析和梳理患者就诊流程。梳理患者就诊流程包括五个步骤，需要患者的积极参与。

步骤 1：明确设计目标和研究目的

第一步是厘清分析流程的目的。首先，需要定义（初步）设计目标。其次，在确定了设计目标之后，还需要确定研究患者就诊流程的具体目的。例如，在 de Ridder 等（2018）的一项研究中，设计目标被定义为改善门诊患者围术期的体验，绘制患者就诊流程图的目的是描述患者术前、术中和术后的体验。需要注意的是，采用此方法描述的内容通常比研究目标更宽泛 [例如，de Ridder 等（2018）研究范围为围术期，但绘制内容包括术前、围术期和术后阶段]，这主要是由于需要改进的问题或节点，可能会因为时间或地点的改变而产生影响，而不只聚焦在研究目的所涉及的重要节点。研究目的就确定了研究内容中应该包括哪些参与者，以及应该涵盖哪些阶段。特别注意的是，研究目标可能会根据过程推进中收集到的信息进行实时的改变。

步骤 2：识别参与者及其关系

第二步是确定主要参与者，并确定可能会直接或间接影响主要参与者工作或体验的其他参与者，同时还需要界定所有参与者（特别是主要参与者）之间的关系。当研究目标是改善患者工作或患者体验时，主要参与者是患者。思维导图通常是用来表示参与者及其相互依赖关系的，在构建的过程中，为更清晰地界定所有参与者之间的关系，可利用多种方法，如观察研究、访谈、跟踪、文献综述、临床方案分析和梳理工作流等（见本书第 9 章和第 12 章）。这些参与者也都是患者就诊流程的一部分，随着时间的推移，他们之间在多种物理环境中发生着交互行为。参与者包括使用各种工具和技术（如电子健康记录、测量设备、康复辅助设备和医院中的导航系统）的个体（如患者、护理人员、医生和护士）。例如，在一项旨在增强家长参与的儿科肿瘤护理的研究中（Kleinsmann 等，2018），确定了从肿瘤医生、护士到物理治疗师和学校工作人员等，共 25 名参与者。如此高的参与者数量说明了儿科肿瘤学的复杂性。通过迭代步骤，研究目标细化到了增强家长参与服药依从性，主要参与者的数量也减少到了 8 名。需要强调的是，在这项研究中，最初并没有考虑工具和技术，而后期研究过程中，工具和技术的使用被增添到患者就诊流程中，其中包括电子健康记录、书面报告、药物包装和食品（父母用来"诱导"孩子服用药物）等技术。

步骤 3：绘制流程图：对参与者排序、定义阶段和识别节点

当所有相关的参与者和技术及其联系都被界定清晰之后，就可以开始绘制流程了。以参与者作为纵轴，从主要参与者（患者）开始，依次根据临床路径中的相关性或出现顺序列出其他参与者；以患者就诊流程的不同环节为水平横轴。Simonse 等（2019）使用患者就诊流程图法，通过录像胶囊内镜（VCE）技术提高接受胃肠道检查的患者的满意度。患者就诊流程包括多个环节，即术前说明、医院的入院程序、将记录仪连接到患者身上，以便能够看到 VCE 技术播放的视频、服下录像胶囊、在医院里等待和走动、出院回家，以及在家康复。记录每个环节的持续时间，从几周、几天到几分钟。将横纵坐标绘制好后，节点也就随即产生了，节点描述某一环节中某一特定参与者的活动内容，这些活动可以是与患者的直接互动（如患者与临床医生讨论治疗方案的会诊），也可以是不涉及与患者的直接互动但仍然影响患者体验的活动（例如，外科医生准备视频内镜检查服务）。通常以注释的方式来描述节点内容。

步骤 4：绘制情绪变化

这一步骤主要是通过描述患者在整个就诊环节中的情绪变化来体现

患者体验。患者体验被定义为"所有相互作用的总和，由组织文化塑造，影响患者对过渡期护理的态度"（Beryl 研究所，2019）。随着时间的推移，绘制患者的情绪图可以帮助设计者识别诊疗过程中可能出现的问题和摩擦点。

由患者填写的就诊体验问卷可以评估患者多方面的体验，如沟通、参与和疼痛控制（Black 等，2014）。数据收集可以使用观察法、访谈法或应用工具来测量，如 Desmet（2002）的工具包，描述了 24 种积极和 24 种消极的产品使用情绪。通过注释的方式有助于阐明和理解患者的情绪变化，进而，帮助识别潜在的问题。de Ridder 等（2018）对手、腕外科患者在围术期的就诊体验的研究发现，患者在恢复室接受麻醉和恢复期间存在强烈的负面情绪，而这些都是基于观察和对患者及工作人员的访谈收集的数据。

步骤 5：识别亟待解决的关键阈和设计机会

负面情绪的形成与对现状的不满有关，表现为积极情绪的环节，以及对诊疗系统产生积极作用的环节需要保持，或者可以延续到其他的环节中。流程图可以帮助确定所谓的摩擦点（例如，患者不去"继续坚持"康复计划），以及这些问题的可能原因（例如，在咨询期间一次性指导他们的康复）和可能的解决方案（例如，在不同时间点以不同方式提供信息）。需要注意的是，这些问题是相对的，取决于不同的视角和时间。一旦一种负面情绪被识别出来，就要对其进行更深入的分析，需要考虑影响此节点的所有流程和参与者的行为，改进这些节点的内容，这会对流程再造起到关键作用。由 de Ridder 及其同事（2018）开发的患者就诊流程图法描述了手和手腕手术患者的围术期体验，并且找到了 8 个影响患者体验的负面和正面因素，其中不安全感、孤独、缺乏信息、缺乏医务人员的保证四个因素是与时间的转变无关的，存在于患者整个就诊流程中。除此之外，还有与时间有关的四个因素，即缺乏控制、接受、好奇和放松。通过这些影响患者体验的因素，研究人员给出了两种设计思路：第一种主要是采取一些可以改善患者体验的干预措施，如通过使用数字化平台，以教育和准备患者的手术；第二种设计思路是有针对性地对一些特定的时间节点或情绪采取干预措施，如重新设计手术布局，以及改善手术过程中正对患者的照明设施。

患者就诊流程的概念和与之相关的患者就诊流程图法，帮助我们概览了医疗卫生系统在特定的诊疗过程、诊疗方案、特殊患者群体中的作用，同时提供了识别和放大特定摩擦点的方式。患者就诊流程图法遵循"以人为本"的设计理念，这种可视化的方式让患者和医务人员重新思考目前的医疗系统是如何运行的，从而向关注与患者的沟通、交互和节点进行转变。

六、对患者工作的宏观人体工程学研究及实践的建议和影响

分析和改进患者工作系统对宏观人体工程学研究人员和从业者提出了多重挑战。收集患者的数据，特别是在家庭环境或社区环境中，需要注意以下问题（Holden 和 McDougald Scott，2015）。

(1) 与患者建立伙伴关系：这涉及一些需要考虑的问题，如研究人员或从业人员与患者之间的不同优先级，以及有限的信任或不信任。

(2) 考虑患者的特点：患者可能存在认知或知觉上的限制，这降低了他们在参与式流程再造过程中所需的沟通和参与能力。

(3) 逻辑和程序：例如，由于物理距离、家庭访问的日程安排和与数据收集相关的困难，近距离地与患者接触可能是一项挑战。

(4) 数据质量、分析和整合：在分析和改进患者工作的宏观人体工程学项目中，经常会收集多种混合型数据，这可能就有数据源之间潜在冲突的问题（如患者经验、临床医生的观点和病历中记录的数据）。

(5) 患者抽样：患者工作宏观人体工程学研究和实践的另一个主要挑战是，患者如何参与患者工作系统的重新设计和改进。例如，目前还不清楚有多少患者和什么类型的患者应该参与。为了确保患者就诊流程图是高质量的，就需要让尽可能多的患者参与进来，来了解他们的就诊经历，可以帮助回答多个问题，即哪些是患者的共性体验；哪些体验是独特的；在患者治疗过程中，有哪些常见和独特的环节；多少患者参与才是适宜的。对此，饱和度可能是一个很好的标准（Sandelowski，1995）。但研究人员和从业人员仍然需要确定抽样对象的范围。患者和其他参与者（如医疗保健人员）也应参与结果的验证和解释过程中，来统一他们对流程再造的观点。这些统一的见解会对以患者为中心的服务改进提供更有力和有效的设计方向。

(6) 使用混合方法收集相关数据：医疗质量和患者安全的宏观人体工程学研究可能依赖混合方法来收集和分析数据（Carayon 和 Kianfar，2015），对于患者工作的宏观人体工程学研究也是如此。例如，上文所述的患者就诊流程制图方法涉及多种数据收集方法，包括样本量较为有限的定性研究方法。映射性和迭代设计过程、具有多个参与者和视角的参与性方法及不同角度的观点，使宏观人体工程学方法（如患者旅程绘图）对分析、理解和改进诊疗系统发挥作用。

改善患者工作可能是一个多因素问题：满足多个人的需求（患者的需求，但也包括非正式照护人员和医护人员的需求），并解决患者和其他"工作者"（如照护人员和医护人员）的多种产出。这就需要在以人为本的参与式设计过程中，考虑多种视角来改善患者工作（Détienne，2006；Xie 等，2015）。宏观人体工程学的方法还需要进一步发展，以更有效地从多角度来改善患者工作，其中也包括改进方法，在设计过程中对识别和管理进行权衡。

七、结论

　　患者使用工具和技术开展患者工作以管理或维持健康，这涉及在物理、社会和组织环境中执行的多种任务。任务以不同的方式开展，如通过监测糖尿病患者的血糖水平来使用胰岛素。如上所述，宏观人体工程学模型有许多共同的元素。不同模型之间存在差异，如内部和外部环境之间的区别，以及不同的模型在如何将系统内部元素与其他因素或不同系统层级联系起来的方面可能也有所不同。例如，SEIPS 模型将工作系统与过程和结果联系起来。Czaja 及其同事（Czaja 和 Nair，2006；Czaja 等，2001）将核心微人体工程学三元组与多个系统级别联系起来。

　　患者工作的宏观人体工程学模型为我们提供了更为宽阔和深入的视角，从而改善患者工作系统。例如，不同系统要素之间可能存在不匹配（例如，一个人没有足够的技术来管理他们的健康信息并与他们的临床医生沟通），这可能会对诊疗过程或患者的预后效果造成负面影响。如果这种不适应或障碍得到解决，结局可能会有所改善。这种改进需要考虑患者工作系统如何与他们的医疗团队成员（如非正式护理人员和临床医生）的工作系统相互作用。这就需要对患者诊疗中涉及的不同时间和空间的工作系统进行深入分析，也是患者就诊流程的核心。

致谢

　　这项研究得到了美国国家卫生研究院国家转化科学推进中心（NCATS）临床和转化科学奖（CTSA）项目的支持，批准号：1UL1TR002373。内容完全由作者负责，并不一定代表 NIH 的官方观点。

第三篇

患者工效学的主导因素

第5章　消费者健康信息技术：将人体工程学融入设计、实施和使用中

Teresa Zayas-Cabán　　P. Jon White　　著

管理一个人的健康包括一般性健康和健康护理，包含了一系列复杂的活动。要成功地做到这一点，除其他许多方面外，还需要个人或患者及他们的非正式护理人员（管理或帮助被照护者进行健康护理）管理他们的健康信息。无论是他们所知道的信息，如症状、他们所保存和携带的记录副本，还是带去看医生的一袋处方药瓶，患者或他们的照护者通常是关于他们的健康和护理信息的主要来源。

然而，有效地管理健康信息变得越来越复杂。个人不再只在当地的全科医生办公室和附近的药店接受护理和药物。美国的医疗护理服务是一个价值3万亿美元的行业（美国保险和医疗补助服务中心，2018），包括几个不同类型的组织。与所有这些组织和服务的互动导致了健康信息的产生，这对患者和护理人员的有效健康管理以及临床医生的医疗护理服务至关重要。不幸的是，尽管明确规定了对自己健康信息的法律权利，但患者或护理人员很难获得医生和其他护理专业人员创建的关于预约或测试结果的详细记录（美国卫生与公众服务部，2016b）。除了临床护理，医疗保险的要求也让医生和患者感到困惑。

现实情况是，大多数健康管理活动是在正规医疗服务机构（医院、诊所、实验室和其他设施）之外的家庭和社区进行的，患者和护理人员承担着管理用药方案和护理计划、营养、健康活动（如锻炼或冥想），以及协调护理的责任。对于那些有慢性或急性健康问题的人来说，管理

护理通常涉及跨提供者和环境的协调（见本书第 7 章）。由于医疗系统往往不能在不同的临床医生之间适当地分享有效诊断和治疗所需的健康信息，因此患者或护理人员在信息管理方面的责任和压力也随之增加。显然，健康管理对患者和照护者来说包括了一系列具有挑战性的任务。

一、管理健康信息的数字化方法

就其性质而言，卫生管理是信息密集型的。近几十年来，医疗卫生事业紧跟社会大趋势，开始使用数字信息系统。健康信息技术（IT）或"在医疗护理中使用信息和通信技术来支持患者／人群护理的提供，或者支持患者的自我管理"（美国卫生保健研究与质量管理处，2013），被视为支持临床医生、患者和护理人员管理医疗护理活动的一种方式。

2009—2015 年，美国各地在医疗服务方面对健康信息技术的实施和使用急剧增加，现在显然大多数美国医生和医院都在使用电子健康记录（EHR）系统（Henry 等，2016；国家健康信息技术协调员办公室，2016），这是一种临床健康信息技术系统。其中许多应用为患者和护理人员提供了直接访问医生或医院的 EHR 系统中的一些健康信息的机会。然而，医生和医院使用的临床医疗 IT 系统并没有全面涵盖对患者改善和维护其健康和幸福的所有重要信息。医生和其他临床医生在健康信息技术系统的实用性及其对生产力的影响方面也遇到了很大的问题（Friedberg 等，2013；Khairat 等，2018；Ratwani 等，2019；Sinsky 等，2016）。此外，由于技术和政策上的障碍，患者和护理人员仍在努力获取存储在其护理提供者健康信息技术系统中的电子健康数据（美国国家健康信息技术协调员办公室，2017a）。

为了管理他们的健康信息，多年来人们使用了不同的方法。例如，有的用笔记本记录，他们汇编并带去所有的约定场所（Moen 和 Brennan，2005）。一些患者或照护者发现，总结他们目前状况的最简单方法是把所有目前的处方带到他们的约定场所中。另一些人则尝试汇编来自不同临床医生、实验室和其他医疗服务机构的医疗记录副本。然而，近几十年来，旨在供医疗护理消费者使用的卫生信息技术一直在增长（Demiris，2016；Eysenbach，2000）。统称为消费者健康信息技术，患者或照护者使用信息和通信技术被视为一种"改善他们的医疗结果和（或）参与（医疗）决策过程"的方式（Jimison 等，2008，第 9 页）。政策制定者和倡导者认为消费者健康信息技术是支持患者和护理人员的健康信息和护理管理的潜在方式。联邦政策倡议已经鼓励他们采用和使用（美国医疗保险和医疗补助服务中心，2019；美国国家卫生信息技术协调员办公室，2019）。由医疗护理研究和质量机构（2019）、美国国家卫生研究院（2018）、美国国家科学基金会（2019）和 Robert Wood Johnson 基金会（2015）提供的研究资金，进一步推动了对消费者健康信息技术应用的兴趣。这些趋势导致消费者健康 IT 应用的可用性增加，如果设计、实施和使用得当，应能有效支持患者和护理人员的健康信息和健康管理工作，并使健康结果得到改善。

二、常见的消费者健康信息技术应用及其使用

广义的"消费者健康信息技术"包括许多不同类型的应用和功能，下文将详细介绍。

（一）消费者健康信息技术应用的类型

表 5-1 总结了目前市场上现有的或由医生或医院提供给患者及护理人员的方法类型。

表 5–1　消费者健康信息技术应用及其功能类型

功能类型	典型功能
个人健康记录	整合临床笔记、实验室结果、处方记录、索赔记录和福利信息
患者门户网站	• 临床医生门户网站：分享临床医生生成的健康信息，并允许预约安排、处方补充或续期请求、与临床医生的安全信息传递以及计费和支付 • 健康保险门户网站：分享保险公司生成的信息，如索赔记录和福利信息
诊断工具	根据消费者的意见，提供诊断信息
护理管理工具	记录治疗计划，跟踪症状，提供决策支持，并协助药物管理
远程医疗	提供远程护理服务
共同决策工具	提供风险评估和决策支持，记录患者的价值观、愿望和决定
沟通工具	提供与临床医生、其他患者或护理人员的沟通或交流
健康和护理工具	提供信息或教育资源，以及健身或饮食支持

也许最普遍的消费者健康信息技术应用类型是个人健康记录（PHR）和患者门户网站。个人健康记录最初被设想为独立的应用程序，有多个来源以存储个人的所有健康记录（Tang 等，2006）。一些商业系统得以推出，而由于存在从多个信息系统和来源轻松提取和整合健康数据的障碍，一些系统最终被关闭（*The end of Google Health*，2011；Truong，2019）。另外，患者门户，有时也被称为系留 PHR，通常由直接护理提供者（医生、医院和其他护理专业人员）提供，是其 EHR 系统的一个特征（美国国家健康信息技术协调员办公室，2017b）。这些通常允许患者或护理人员获得信息，如当前的药物、实验室测试结果、护理后访问（门诊）或出院（住院）总结，以及免疫记录。它们还包括其他功能，如与临床医生的安全信息传递、预约安排、处方更新或补充请求，以及计费和付款。

除了护理提供者提供的门户，健康保险公司也经常提供与个人有关的信息的门户，如索赔和福利信息（J. M. Grossman 等，2009）。保险公司的门户网站也可以包括健康评估和其他工具。辅助服务提供者，如药房（Ching 和 Kapoor，2017）和实验室（Hale，2018；Rappleye，2019）也有患者门户产品。例如，可以提供处方记录，允许补货、续订请求或分享实验室结果。

许多患者和护理人员希望获得比传统方式更快、更简单的诊断。诊断工具不仅利用临床数据，如实验室数值和生命体征，还利用广泛可用的消费技术数据，如智能手机图片、麦克风的音频输入和加速计数据，分析能力越来越复杂（Hernández-Neuta 等，2019）。

患者和护理人员也经常使用工具来支持护理管理活动，通过护理管理工具监测他们的症状，记录他们自己的信息，或对健康相关的任务采取行动（Finkelstein 等，2012）（见本书第 7 章）。这些工具的功能包括跟踪症状和相关的健康措施、对寻求或进行护理的决策支持、药物管理，以及管理索赔和其他与健康有关的财务信息。由于诊断和护理管理工具正在取代人类护理专业人员的位置，美国食品药品管理局（FDA）对这些工具或其部分功能的监管一直是一个讨论的政策话题。

越来越多的患者和护理人员通过远程医疗应用向临床医生寻求远程护理。这些工具包括与护理专家的视频远程会议（美国远程医疗协会，2019）。远程医疗也可以在专门的地点（例如，在学校）、特定的设施（例如，接受专业护理的疗养院）或患者家中远程提供。远程医疗的使用一直在增加，部分原因是医疗保险对这些服务的覆盖率提高，同时也受到COVID-19 大流行的推动（Barnett 等，2018）。

临床决策是护理服务的一个重要方面，因为它涉及接受护理的个人或其护理人员。共同决策工具鼓励和促进临床医生和患者之间的沟通，并可以记录决定是如何达成的（Finkelstein 等，2012）。这些工具可以增加消费者对病情或治疗的理解，提高对建议管理的依从性。

沟通是健康管理的一个重要组成部分（见本书第 6 章）。沟通发生在临床医生与患者之间，但也可能包括患者与患者、护理人员与患者、护理人员与护理人员以及护理人员与临床医生之间。安全信息等沟通工具为患者和护理人员提供了新的渠道，使他们能更频繁地与临床团队联系（Finkelstein 等，2012；Goldzweig 等，2012）。然而，越来越多的工具可以将患者与可能有共同诊断或治疗的"同伴"联系起来，也可以将护理人员相互联系起来（Falisi 等，2017）。患者和护理人员正在采用社交网络和社交媒体来了解他们感兴趣的领域的新发展，或与他们的同行群体联系（Smailhodzic 等，2016）。

最后，与医疗服务和条件没有直接关系的健康和护理工具构成了现有消费者健康信息技术的重要组成部分。无论是用于监测和改善饮食、跟踪步数和运动，还是引导性冥想，这些工具都被消费者广泛使用，并能对整体健康产生重大影响（Muoio，2019）。

（二）移动应用程序和消费者健康信息技术

消费者信息技术使用的广泛趋势最近也开始影响不同种类的消费者健康信息技术应用的发展和使用。使用移动应用程序（APP）而不是个人电脑或互联网浏览器技术来管理大量的信息，包括与健康有关的信息，已经有了很大的发展。越来越多的消费者还通过传感器（如通过智能手机提供的传感器）和可穿戴数字设备（如活动追踪器）来收集有关自己的健康信息（见本书第 7 章、第 9 章和第 12 章）。应用程序接口（或称 API），是一组特殊的规则和规范，软件程序可以遵循这些规则和规范直接相互通信（Stack Overflow，2011）。API 的使用使得跨设备和平台（例如，从可穿戴设备到智能手机）交换许多不同类型的数据变得更加容易。这为消费者健康 IT 应用的发展创造了机会，也被称为移动健康应用或移动医疗应用。目前，有超过 30 万个消费者健康 IT 应用程序可供患者或护理人员使用（Research Guidance，2017）。为了追求更高的互操作性，即一个系统与其他系统交换电子健康信息和使用电子健康信息的能力，而不需要用户做特别的努力（电气和电子工程学会，1990），医疗卫生部门一直在开发和实施标准化的 API。由于 2016 年《21 世纪治愈法案》（*Cures Act*）的通过，实施速度有望提高，该法案要求通过 API 让患者无须特别努力就能获得其数字健康信息（21 世纪治愈法案，2016）。为了实施《治愈法》的相关规定，国家卫生信息技术协调员办公室和医疗保险与医疗补助服务中心（CMS）发布了要求开发和使用 API 的规定（21 世纪治愈法认证，2020；CMS 互操作性和患者访问，2020）。

这些政策和技术进步继续在更广泛的政策和监管环境中进行。医疗护理是一个在联邦和州一级受到严格监管的经济部门，这些法规对消费者可用的技术和能力种类以及健康信息的共享方式有重大影响。特别是在开发、实施和使用消费者健康信息技术时，必须考虑隐私和安全问题。健康保险可携性和责任法案（HIPAA）隐私规则保证了个人对其健康数据的访问权，但也在联邦层面上管理这些数据的隐私（美国卫生与公众服务部，2015）。安全问题在联邦层面由 HIPAA 安全规则监管（美国卫生与公众服务部，2017），鉴于大规模的健康信息泄露影响了数千万的患者，安全问题也变得越来越重要（2019 年 10 大数据泄露事件，2019）。此外，消费者健康信息技术应用也可能受到其他联邦机构的监管，如美国联邦贸易委员会或联邦通信委员会（美国卫生与公众服务部，2016a）。此外，属于 FDA 定义的医疗设备的应用程序可能需要 FDA 的批准，然后才能提供给患者或护理人员（Larson，2018）。

（三）消费者健康信息技术的有效性和普遍性

虽然人们使用消费者健康信息技术的原因各不相同，但至少有一些

使用可以归因于希望或相信使用这些工具可以改善健康和福祉。消费者
健康信息技术的影响一直是卫生服务研究界的研究主题。如表 5-2 所示，
已发表的研究倾向于关注健康结果，如临床、过程、中等程度和经济
（Finkelstein 等，2012；Gibbons 等，2009；Jimison 等，2008；Zayas-
Cabán 和 Marquard，2012）。

表 5-2　评估消费者健康信息技术时通常研究的健康结果类型

健康结果的类型	样本结果
临床	• 生活质量 [a, b, c] • 疾病状况 [a, b, c] • 功能状况 [a, b]
过程	• 接受适当的治疗 [a, b, c] • 医疗护理的利用 [a, b, c] • 治疗的依从性 [a, b, c]
中等程度	• 满意度 [c] • 自我管理 [a, b] • 安全性 [c] • 健康知识 [a, b, c] • 健康行为 [a, b, c]
经济	• 医疗护理费用 [a, b] • 获得护理的机会 [a, c]

a. Jimison 等，2008；b. Gibbons 等，2009；c. Finkelstein 等，2012

　　系统回顾表明，在采用消费者健康信息技术时，疾病的健康结果普
遍得到改善，如心脏病、癌症和糖尿病（Finkelstein 等，2012；Gibbons
等，2009；Jimison 等，2008）。一些评论还发现，最有效的消费者健康
信息技术解决方案是那些具有"闭合反馈回路"的解决方案，不仅监测
或传输并解释患者数据，而且还向患者或护理人员提供回应（Gibbons

等，2009；Jimison 等，2008；Or 和 Karsh，2009）。评论还指出，消费者健康信息技术的有用性和可用性还可以大大改善，但对有用性或可用性相关结果的研究很少。最近发表的科学文献反映了对患者工效学问题及其与消费者健康信息技术的相关性的进一步认识（Marquard 和 Zayas-Cabán，2012；Pavlas 等，2018；Tarver 和 Haggstrom，2019；Valdez 等，2015）。然而，文献中对人体工程学的关注主要是在可用性方面，而对应用的有用性关注较少。虽然可用性对于确保终端用户能够轻松有效地与特定的消费者健康信息技术应用进行互动至关重要，但应用也必须是有用的，以有效支持患者和护理人员的工作。

虽然消费者健康信息技术有很不错的前景，但总体采用和使用率仍然很低，这可以被认为是现有应用程序的有用性和可用性的代理措施。医生和医院广泛提供患者门户网站，并且是美国联邦激励计划的要求，该计划旨在刺激健康信息技术的采用和使用，以及旨在监管健康信息技术系统的计划（美国医疗保险和医疗补助服务中心，2019；美国健康信息技术国家协调员办公室，2019；Turner 等，2019）。然而，广泛的可用性并不一定导致广泛的使用，调查显示整个患者群体的使用水平很低（Anthony 等，2018；Patel 和 Johnson，2019）。消费者健康信息技术或移动健康应用程序的产品也大幅增加，但与其他移动应用程序的使用相比，它们的总体使用率仍然很低，这些应用程序用于管理个人信息，如财务或社交，不过预计会增加（Clement，2020；Health Works Collective，2018；Muoio，2019）。使用率低的原因有很多，但一个重要的障碍是没有很好地解决人体工程学问题，这对于服务不足的人、老年人和慢性病患者来说是特别重要的考虑因素（Jimison 等，2008）。值得注意的是，使用情况似乎因社会人口特征而异。研究表明，一般来说，消费者对健康信息技术的高使用率偏向于那些更年轻、更健康、拥有更高的教育、健康知识和收入的人（Anthony 等，2018；Bol 等，2018；Carroll

等，2017；Robbins 等，2017；Strekalova，2019）。使用的障碍包括有限的 IT 知识或计算机知识，缺乏感知的好处，以及对隐私和安全的担忧（Anthony 等，2018；De La Cruz Monroy 和 Mosahebi，2019；Gibbons 等，2009；Jimison 等，2008；Robbins 等，2017；Strekalova，2019）。此外，研究表明，不适合患者、护理人员或提供者工作流程的消费者健康信息技术应用不容易被采纳或使用（De La Cruz Monroy 和 Mosahebi，2019；Gibbons 等，2009；Jimison 等，2008）。

（四）患者工效学和消费者健康信息技术

人体工程学已被广泛证明对其他技术设计、工作办公环境中使用的信息系统和其他消费产品至关重要（美国国家研究委员会，2011b）。患者和护理人员对健康信息访问的优先级提高，健康应用程序的机会增加，以及目前的低使用水平创造了一个极好的机会，在未来的应用中纳入人体工程学，避免重复临床健康 IT 系统的错误。事实上，根据其他类似领域的成果，将人体工程学应用于理解患者和护理人员的健康信息管理工作，对有效设计、实施和使用消费者健康信息技术至关重要。消费者健康信息技术是为了支持那些急需获取信息的普通人，以照顾自己和他人的健康和健康信息管理。这些人有不同的认知和身体特征，将在不同的组织背景下进行这项工作，并且几乎没有 IT 支持和不同的 IT 资源（见本书第 2 章、第 3 章和第 4 章）。

三、消费者健康信息技术的设计、实施及使用中的患者工效学问题和考虑因素

为了提高效率，必须使消费者健康信息技术应用在患者更广泛的"工作系统"中发挥作用，并支持信息的交流和整合。在做出选择时，需要

考虑与其他信息系统的传输界面，需考虑到患者或护理人员获得所需健康信息的难易程度，这将提高或限制一个特定解决方案的效用。此外，由于被发现最有效的应用是那些在患者或护理人员与医护人员之间分享信息和反馈的应用，这些应用可能需要考虑患者、护理人员和（或）临床医生的需求。这可能会给设计、实施和使用带来挑战，其中包括仔细平衡这三个用户群的需求、偏好和限制。

考虑到整个设计生命周期是非常必要的（Austin 和 Boxerman，1997），并且尽可能地使用迭代和持续的过程，用从前一阶段和后一阶段学到的经验来指导设计和实施（见本书第 10 章）。在设计生命周期中，关注人体工程学的所有三个领域也很重要：①认知；②身体；③组织（国际人体工程学协会，2019）。本章不会对这三个人体工程学领域进行深入探讨——本书的第 2 章、第 3 章和第 4 章将对这三个领域进行讨论——但这些都是解决在设计、实施和使用高质量的消费者健康信息技术时出现的复杂问题的良好指导框架。为了说明在整个消费者健康信息技术设计周期中必须考虑的一系列人体工程学问题，我们采用了两个小片段，一位患者和一位护理人员，以及他们如何与医疗专业人员提供的患者门户互动（框 5-1 和框 5-2）。

（一）消费者健康信息技术设计的人体工程学考虑因素

以人为本的设计"旨在通过关注系统的使用并应用人因／人体工程学和可用性知识和技术，使交互式系统更加可用"（国际标准化组织，2019）（见本书第 10 章）。这样的设计已经被发现可以有效地改善消费者健康信息技术的使用和预期结果（Karsh 等，2011）。好的系统设计首先要仔细考虑健康 IT 所要解决的现有需求或问题。需求或问题可以包括支持特定的任务或流程（如管理复杂的药物治疗方案），或关注具有高需求的患者群体（如肿瘤患者）。消费者健康 IT 应用最好能扩展（即提供新

框 5-1　使用患者门户网站进行医生诊治

　　Susie 自小就患有哮喘。在过去的几年里，她的情况一直很好，但最近一次流感和寒冷的天气使她呼吸困难，特别是当她在工作中爬楼梯时，此外她也会在夜间因哮喘而被憋醒。她的主治医生最近给她开了一个疗程的泼尼松，这让她感觉好多了，但现在药吃完了，她又开始感觉不适了。

　　她打电话给她的主治医生，他们建议 Susie 去看肺部专家。当她给肺科医生打电话时，他们要求她带着最近的就诊记录、最近的 X 线检查报告、肺功能测试和目前服用的药物。Susie 记得，几个月前，她的主治医生在办公室为她注册了一个患者门户网站，这样她就可以在网上查阅她的记录并进行预约。她认为这是获取记录的最简单方法。

　　但是，当 Susie 去登录时，她不记得自己的用户名和密码了。为了获取用户名和密码，她不得不打电话给门户网站上的号码，要求重置她的密码。Susie 留下一个语音信箱，等待了几小时。下午她得到了回复，终于能够登录了。

　　在门户网站上，Susie 看到了她可以支付账单的地方，但找不到她的记录在哪里。她回拨网站上的帮助号码，再次等待。在等待了 20 分钟后，支持人员带领她浏览了选项菜单，Susie 最终找到了她上次就诊的医生记录，其中有她的呼吸测试和药物的记录。

　　不幸的是，她最近的 X 线检查是在紧急护理中心做的，而她的主治医生在电子病历里有一份放射学报告的副本，但 Susie 却无法通过患者门户获得该报告。沮丧的 Susie 打印出她所拥有的资料，匆匆赶到肺科医生那里。他们把她塞了进去，但由于已接近下班时间，Susie 不得不等了 1.5 小时。肺科医生的办公室工作人员把 Susie 送到放射科去拍摄新的 X 线片，因为 Susie 和办公室都无法得到她以前的 X 线片。在放射科又待了 90 分钟后，Susie 回到了肺科医生的办公室，现在办公室已经关门了。Susie 回到家，感觉很累，筋疲力尽，比她开始这一天时更糟糕。

的所需功能）、优化（高效或有效地完成一项任务）或增强（即基本上为用户处理一项任务）用户对健康信息管理或健康管理任务的执行。然后，设计者必须确定预期卫生信息技术的用户群，并考虑这些用户的属性。这包括了解当前的信息需求和相关流程；用户需求、目标和动机；以及健康信息技术应用的环境和背景（美国国家研究委员会，2011a，2011b；美国国家医学图书馆，2018）。例如，如果用户群是儿科人群，它的认知和身体属性将与老年人群有很大不同（Safran，2019）。其中一些属性可以从现有的文献中获得，但现实情况是，工效学从业者将不得不接触目标人群，以评估其需求和能力。实际上，这意味着从业者将需要确定目标人群需要完成什么，以及如何去完成它。

框 5-2　在急诊室就诊时使用患者门户网站

　　Luis 照顾他的妹妹 Cristina，她有遗传性疾病，会导致心脏问题。在他们的一生中，Luis 一直在一个物理活页夹中细致地记录着 Cristina 的用药情况。虽然这需要很大的努力，但 Luis 知道所有的信息都是正确的，因为他总是反复检查这些信息。最近，Cristina 的心脏病医生转而使用带有患者门户的电子病历系统。Luis 喜欢使用技术，也一直在使用患者门户来跟踪 Cristina 的心脏治疗药物。

　　几个月前，Cristina 的心律有了变化。她变得更容易疲倦。看完心脏科医生后，她停了一种药，并开了一种新药。Cristina 开始使用医办公室提供的样品进行治疗，但当 Luis 想在药房为 Cristina 开具处方，继续定期服药时，他被告知需支付金额为几百美元。由于不知道该怎么办，他用手机上的患者门户应用程序向心脏病专家发送了一条关于昂贵的付费的信息。在心脏病专家的诊所，一名护士看到了 Luis 的信息，并与心脏病专家交谈，后者送来了一个新的普通药物处方。然而，药房没有现成的药物，他们不得不订购药物。

　　星期六早上，Cristina 的药用完了。到了周日早上，她感觉很虚弱，Luis 带她去了急诊室。在接诊过程中，Luis 告诉分诊人员 Cristina 的心脏病医生的名字，他们从当地的健康信息交换中心（HIE）获得了她的用药清单和病史。当 HIE 得以实施时，系统被设置为每周周一更新一次信息，而不是每次输入新信息。因此，药单上有一种 Cristina 不再服用的药物，但没有人问 Luis 药单是否是最新的，因为她那周刚刚开始服用新药。

　　急诊室的医生看了一眼 Cristina 的心电图，发现她心律异常（EKG）并让她住院。他开了几种药，让她住进了心脏科。他开出的药物中有一种会使 Cristina 的心脏问题更加严重，除非她还在服用她停止服用的药物。幸运的是，护士与 Luis 和 Cristina 一起查看了急诊室医生的用药单。Luis 注意到她的新药不在名单上，并向护士展示了通过门户网站应用程序提供的当前药物清单。护士找到医生，讨论了有问题的药单。医生随后为 Cristina 开了新药，避免了对她健康产生任何潜在的不利影响。了解这些问题可以帮助建立功能需求和使用场景，以及开发和测试系统规格和设计。

　　有很多人体工程学的方法可以用来了解这些设计上的考虑（例如，本书的第 9～12 章）。由于健康信息和健康管理的复杂性，应该采用反复设计方法的组合来了解患者和护理人员及其需求（国际标准化组织，2019；Montague，2012）。如前所述，对人体工程学文献和具体内容领域的初步文献审查可以提供对相关用户群、感兴趣的问题和相关人体工程学考虑的见解（Holden 等，2020）。访谈、调查和焦点小组经常被用来了解用户特征、他们的能力和环境（美国卫生保健研究与质量管理处，未公布；Holden 等，2020；国际标准化组织，2019；Montague，2012；

Zayas-Labán 和 Valdez，2012）。在感兴趣的活动开展的环境中进行观察，对了解哪些任务是在进行的、使用的技术、环境限制和组织问题有很大帮助（Montague，2012）。观察的范围可以从更多的人种学活动到使用或调整特定的技术，如检查表、工作采样、时间和运动研究，以及任务分析（美国卫生保健研究与质量管理处，未公布；Holden 等，2020；美国国家研究委员会，2011b；Zayas-Labán 和 Valdez，2012）。这些早期活动的结果可以用来开发角色或流程图来帮助设计，以及产生需求和原型（美国卫生保健研究与质量管理处，未公布；Montague，2012）。这些结果需要使用前面提到的一些技术来验证。原型也可以使用专家的启发式审查和可用性测试来验证（美国卫生保健研究与质量管理处，未公布；国际标准化组织，2019；Montague，2012；美国国家研究委员会，2011b；Zayas-Labán 和 Valdez，2012）。

患者门户的设计基本上是供所有患者使用（或在儿科人群和其他情况特殊的患者中供代理人使用），其具体功能包括以下方面：①获取一些健康记录信息，如免疫记录、实验室和其他诊断测试结果、护理后的就诊或出院总结及药物；②预约安排；③与临床医生安全通信；④其他基本信息，如诊所联系信息和患者联系信息。目前还不清楚在设计这些系统时是如何选择这些功能的，以及这些功能是否能支持或满足关键的健康信息需求或健康管理任务。最近的一项系统综述（Dendere 等，2019）提供了在对患者门户进行设计选择时使用的不同方法的例子。一些医疗机构采用了迭代设计的方法，患者可以通过试点测试、观察和访谈为最终门户设计中的一些功能提供信息。例如，患者要求的功能包括使用游戏，访问所有的健康信息，个性化的内容，以及与临床医生交流的能力，这些都被用来告知门户网站的设计。然而，在其他机构，是医疗机构的领导与开发人员合作设计系统。由于没有让终端用户参与到设计过程中，特别是患者和护理人员，所有的用户需求都不可能反映在最后的设计中

（Eyasu 等，2019；Portz 等，2019）。

为整个患者群体进行设计也意味着要考虑到广泛的认知和生理水平。有效的系统需要覆盖具有不同文化水平、健康知识、计算能力和不同计算机知识的个体（见本书第 2 章）。他们还需要考虑到行动、视力和其他身体能力方面的一系列差异（见本书第 3 章）。门户网站需要在患者使用的一系列可能不断发展的技术和平台上工作。例如，第一个患者门户网站是在消费产品市场上出现智能手机和移动应用程序之前就有的（Wang 等，2004；Weingart 等，2006），可能需要重新设计以通过应用程序在患者或护理人员的智能手机上使用。他们还需要在更广泛的法律和监管范围内，以及在提供者组织的政策范围内，适应患者和护理人员的访问需求和偏好（Baldwin 等，2017）。一个大型学术医疗中心介绍说，他们用来注册患者和提供信息访问的政策允许"代理人"（如护理人员、监护人和其他人）代表患者访问门户网站，在用户和护理专业人员之间实施信息传递，通过门户网站确定实验室测试结果的可用性，并实施预约和账单管理功能（Osborn 等，2011）。这些政策可能影响了患者或护理人员注册和使用门户账户的能力或意愿。在各机构中，临床医生对患者或护理人员使用患者门户网站可能对他们的工作量产生的影响表示担忧（Dendere 等，2019）。临床医生的担忧可能会影响他们向患者或护理人员推广门户使用的意愿，以及自己使用该技术，这可能会影响患者或护理人员对该技术的使用。

在 Susie 的案例中（框 5-1），门户网站的设计使她可以通过她的主治医生的 EHR 系统获取她的一些但不是全部的健康信息。在这个案例中，如果能获得她的 X 线检查报告，不仅能使她迅速得到她的肺部医生的诊治，而且还能减少重复检查的需要。如果 Susie 医生的 EHR 系统的开发者进行了以人为本的设计，了解像 Susie 这样的患者可能需要通过患者门户获得什么信息，他们可能会发现，能够获得 X 线检查报告是非常有价值的。在 Luis 和 Cristina 的案例中（框 5-2），为 Cristina 的心脏病医生开发 EHR 系统的供应商与一些患者和护理人员进行了焦点小组讨论，以了解他们需要通过患者门户获得哪些信息。最终的门户网站包括了所需的信息，使 Luis 更容易监测 Cristina 的药物并能够与她的临床医生更有效地沟通。

（二）实施消费者健康信息技术时的人体工程学考虑因素

在设计和开发之后，就应当部署健康信息技术，实施包括使消费者健康信息技术应用运行所需的步骤，在推出、部署或在市场上提供应用之前进行培训和（或）测试。这是生命周期中的一个关键阶段，原因如下：在实施过程中，将对哪些功能可用，如何支持用户，以及哪些资源可用于运营系统做出选择，所有这些都将影响消费者 IT 应用的用户体验和效用。如果这些选择没有考虑到终端用户，很可能会导致次优的结果。由于这是用户第一次接触到该技术，他们的最初体验将影响他们的态度和未来的使用。这些实施的选择也可能产生长期的影响，可能难以逆转，并可能影响未来的决定。与设计阶段一样，人体工程学领域是有用的结构，可以说明在进行消费者健康信息技术实施时有过一系列考虑。

在认知工程学领域，实施者应考虑在实施前对潜在用户进行宣传，吸引用户参与，并在启动前进行培训。最近的一项系统综述发现，采用不同的培训方法，其成功程度各不相同，这可能会影响患者或护理人员有效使用特定门户的能力（Dendere 等，2019）。实施的物理工效学方面包括了解消费者技术的设施基础，以及测试和监测成功的安装和账户注册。需要考虑的组织工效学问题是与更广泛的工作系统的互动，其中包括患者的护理人员和医疗护理专业人员，足够的实施资源，以及制订和实施的策略，以监督技术的运行。Dendere 等（2019）发现，医疗机构的组织领导对一系列机构门户的使用普及至关重要，如开展培训和决定怎样将门户纳入临床护理等。实施方法和选择会影响患者和护理人员与技术互动的能力（Baldwin 等，2017）。研究发现，对相关立法和法规的解释差异导致了对健康信息共享政策的不同实施。一些资源不足的供应商在组织实施方面存在困难（Dendere 等，2019）。

一些人体工程学的方法可以用来确保在实施消费者健康信息技术时考虑到相关问题。启发式审查和可用性测试有助于在推出已开发的消费者健康 IT 应用之前对其进行评估（美国卫生保健研究与质量管理处，未公布；Montague，2012；美国国家研究委员会，2011b；Zayas-Labán 和 Valdez，2012）。调查和访谈可用于在实施过程中征求反馈意见，以确保最终的消费者健康信息技术应用充分满足用户需求，并在早期发现可能的潜在问题（美国卫生保健研究和质量管理处，未公布；Holden 等，2020）。这些方法可以有效地整合到实施阶段，以确保开发者和用户都能达到预期的结果。

在 Susie 的案例中，如框 5-1 所示，她的主治医生办公室没有采用自动用户名和密码检索系统，而是决定采用一个电话号码。接听电话的人员数量可能不足以为患者提供及时的回应。患者门户网站和其他消费者健康信息技术的实施必须使培训和信息技术支持的要求降到最低。个人可能没有时间联系支持人员或等待回复。在 Luis 和 Cristina 的案例中，如框 5-2 所述，Cristina 的心脏科医生办公室有一套程序来监控通过门户网站收到的信息。与药物有关的信息被转给护士，以便快速审查和采取可能的行动。心脏病医生能够迅速做出反应，并将新的处方发送给药房。

（三）使用消费者健康信息技术时的人体工程学考虑因素

一旦实施，评估人员和系统管理员可以确定健康信息技术的预期目的是否实现。在实施后和使用消费者健康信息技术的过程中，使用人体工程学方法系统地评估性能、使用和效用是至关重要的，要特别注意非预期的结果（Baldwin 等，2017；国际标准化组织，2019）。例如，一些研究发现，对门户网站功能的使用存在差异（例如，信息传递功能的使用率很低），而其他研究则发现，用户希望获得更多的功能（例如，能够向特定的工作人员发送信息，提醒信息已被阅读，并知道工作人员何时会做出回应），有些人则认为功能不足（例如，只能访问选定的健康信息，而不是他们的所有健康信息）（Dendere 等，2019）。

　　应用实施后需要解决的特殊认知工效学问题包括消费者健康 IT 解决方案是否按照预期使用、用户遇到了哪些困难、以何种非预期的方式使用、用户和非用户的特征是否不同，以及实际使用是否表明未来的发展需要。例如，一些研究发现了门户网站用户和非用户之间的差异。患者门户网站的用户通常是白人、年轻人、女性，并且拥有较高的收入、教育和健康知识（Anthony 等，2018；L. V. Grossman 等，2019）。对隐私和安全的担忧也会影响门户的使用，以及对门户利益的感知（Dendere 等，2019）。研究还继续发现，一些界面设计得不好，抑制了患者或护理人员有效使用它们的能力（Dendere 等，2019）。关于物理工效学，同样重要的是确定不同人群是否存在使用障碍，是否有任何可及性问题没有得到满足，消费者健康 IT 应用是否可以在患者不同的物理基础设施中有效使用，基础设施是否对使用和结果有意外的影响，以及解决方案如何适应不断变化的基础设施要求。组织工效学方面包括注意应用程序的使用如何与结构、政策和流程保持一致，是否需要重新评估访问权限，以及是否与患者或护理人员的更广泛的工作系统相适应。由于这些门户网站是由护理提供者组织提供的，现已证实他们与临床医生的关系会影响到使用。如果临床医生不鼓励患者使用门户，或者他们自己不想使用门户，这将影响患者和护理人员的使用（Dendere 等，2019）。特别是，研究表明，临床医生可能不会向所有患者提供他们组织的患者门户网站的访问权（Anthony 等，2018）。不同医疗机构通过其门户网站吸引患者或护理人员的能力也可能存在差异（Dendere 等，2019）。

以人为本的设计还需要评估使用和系统性能（国际标准化组织，2019）。重要的是，在实施后要有程序来征求用户的反馈，并建立明确的性能指标（Holden 等，2020；Montague，2012）。访谈和调查可以用来不断地收集系统使用后的反馈（Holden 等，2020）。可以进行总结性的可用性评估，以确保系统持续地易于使用（美国卫生保健研究与质量管理处，未公布；Holden 等，2020；国际标准化组织，2019；Montague，2012；Zayas-Labán 和 Valdez，2012）。日志数据可以用来了解功能的使用，并告知审查性能和功能的需要（Holden 等，2020）。如果已经做了适当的准备，可以从信息系统中获取登录频率、使用应用程序的时间、使用的功能，以及恶意攻击例证等相关信息，如未经授权的访问或可用性攻击等数据。使用这些方法收集的数据可以用来改善现有的服务，但重要的是也可以用于未来的设计和开发工作，以提供更好的产品和结果。

在这些案例中，Susie 需要能够快速使用该系统来获得她预约专家所需的信息。不幸的是，她很难找到她所需要的信息，因为有些信息来自于另一个医疗机构，而且没有通过她的门户共享。这导致她不得不去找放射科医生，最后，她无法得到她迫切需要的治疗。如果主治医生的门户网站开发商有一个持续接收用户反馈的程序，他们也许能够确保 Susie 和其他患者通过门户网站获得他们需要的所有信息。另外，Luis 能够使用门户应用程序上的信息，向为 Cristina 管理药物的护士展示当前的药物清单。他的手机上有这个应用程序，有最新的相关信息，使他更容易与医院工作人员沟通，并照顾 Cristina。

四、结论和对人体工程学从业人员的建议

患者和护理人员管理着大量复杂的、信息密集型的健康活动。为了支持他们的工作，消费者健康信息技术也在不断发展。不幸的是，由于对人体工程学问题的关注不一致，这种发展没有达到理想的预期。随着消费者健康信息技术需求的增长，该领域有一个独特的机会，可以将人体工程学纳入设计、实施和使用中。

本章列出了整个设计生命周期和跨人体工程学领域的考虑因素。基于这些考虑，我们为将人体工程学纳入消费者健康信息技术的设计、实施和使用，提出了以下四个主要建议。

1. 着手设计、实施和使用消费者健康信息技术，以改善患者和护理人员的工作　设计和实施消费者健康 IT 应用以有效支持健康信息和健康管理活动是至关重要的。在设计过程中，应采用本章所述的人体工程学原理和方法，以确定拟议的应用程序将如何支持患者或护理人员的工作。这是衡量成功或失败的主要目标。否则，由此产生的消费者健康 IT 应用可能会无意中为患者和护理人员增加更多的工作，这可能会导致使用较少，对结果的影响也十分有限。

2. 让用户参与消费者健康信息技术的整个设计周期　用户应该是设计和实施消费者健康信息技术的团队中不可分割的一部分，并且应该仔细评估实际使用情况（见本书第 13 章）。关于用户健康信息管理任务的数据应该用人体工程学的方法来收集，这些数据应该被用来指导设计。一旦设计完成，就应该由潜在的用户在其实际的健康信息管理环境中对健康信息技术进行测试。用户是实施的主要目标，在执行时应主要考虑到他们。最后，必须对实际使用情况进行评估，因为广泛部署后往往会发现以前在设计生命周期中没有确定的用途和结果。

3. 利用现有的人体工程学和人因知识及资源，如模型和技术来改善消费者健康信息技术的设计、实施和使用　有一个广泛的知识库和一套人体工程学原理、理论和方法，可以用来有效设计和实施消费者健康信息技术。相关的方法包括文献回顾、观察、访谈、调查、任务分析、启发式审查、可用性测试、日志数据分析和总结性的可用性评估。应该使用各种方法的组合来了解用户和他们的需求。虽然现存的知识库应该与基于现场的方法结合起来使用，以了解用户需求和评估技术，但它们提供了一个强大的基础。

4. 在设计、实施和使用上循环往复，以实现消费者健康信息技术更好的实用性和可用性　使用人体工程学的方法和手段，确保消费者健康信息技术不断满足患者和护理人员的需求。采用反复设计的方法，利用人体工程学技术对早期原型进行试点测试，将有助于确保消费者健康IT应用更准确地反映用户需求。即使考虑了人体工程学的因素，评估了用户的需求，并在整个设计生命周期中让用户参与进来，在实施和使用过程中也可能会出现意料之外的问题。此外，用户的需求可能会改变，任务可能会改变，技术或支持的基础设施可能会改变；需要考虑新的组织考虑因素，如不断变化的政策或法规等。在使用过程中，应使用人体工程学技术不断评估消费者健康IT应用，为重新设计和实施提供信息。必须有机制来获得反馈，监测和观察使用情况，然后对应用程序的设计或实施进行迭代。这些机制应包括通过系统性能和使用监测以及通过访谈和调查征求用户反馈的技术，从而不断发现人体工程学问题。

关注这些问题将创造出更有效、更高效、更有用的工具，从而更好地支持患者和护理人员利用卫生信息技术进行健康信息管理和健康管理的工作，以改善相关结果。

致谢

作者要感谢 Palladian Partners 和 Jesse Zarley 提供的编辑支持和参考文献格式的协助。本章的发现和结论为作者本人观点，不一定代表美国国家卫生信息技术协调员办公室、美国卫生与公众服务部或盐湖城退伍军人事务医疗护理系统的观点。

第6章　患者与专业人员的沟通

Onur Asan　Bradley H. Crotty　Avishek Choudhury　著

沟通在社会科学中被定义为"通过使用符号和象征产生和交换信息和意义"（Gerbnere，1985）。患者向医生传达有关他们的症状和背景的信息；医生向患者传达有教育意义的要点、诊断信息和指导；专业团队相互传达信息以执行为患者设计的护理计划；在网上或个人支持小组中，患者作为同伴相互交流。有效的沟通可以促生好的诊断和治疗计划，详见框 6-1 中的案例。

框 6-1　关于 Lee 的案例研究（一）

Lee 是一位 37 岁的女性，她正寻求建立初级护理关系。最近她获得一个新的工作职位后搬到此地区。她开始在网上寻找新医生，查看网上的视频和患者的评价。她患有克罗恩病，一种影响她消化系统的慢性疾病。她有过或好或坏的治疗经历。

刚开始出现症状时，Lee 对下腹部的不适没有多想，但想去检查一下，因为她觉得可能有什么地方不对。在进行了正常的盆腔检查后，她的体重成了关注重点。Lee 一直在减肥。医生考虑到她和许多年轻女性一样，可能会饮食失调，就询问了这个问题。Lee 说她只是不饿。她也很难用语言来描述她的症状。患者排着长队，医生抱怨电脑，诊所工作人员经常打断他们的工作，在此情形下她的医生和护士显得十分匆忙。因此，这里的医生并没有帮上忙。

几次随访中，每次都有不同的医生怀疑饮食失调的问题。在肠道发生堵塞后，她曾出现过剧烈疼痛，需要去急诊室。进一步的诊断调查和测试使她得以确诊。Lee 觉得她的诊断延迟与没有被倾听有关，在这段时间里她的体重下降了大约 10%。在那次经历之后，对她来说，重要的是能找到一个值得信任并能够沟通的医生。

患者与专业人员的沟通被认为是医疗护理访问的支柱，也是以患者为中心的护理的一个重要组成部分。美国医学会（2001）将以患者为中

心的护理定义为：提供尊重和响应患者个人喜好、需求和价值观的护理，并确保患者的价值观指导所有的临床决策。有效的沟通是获得理想的医疗结果所必需的（Maguire 和 Pitceathly，2002）；它影响到患者的满意度（Asan 等，2014）、对治疗的坚持（Sawyer 和 Aroni，2003）、临床结果（Arora，2003）和患者的信任（Asan 和 Tyszka，2018）。

患者与专业人员的沟通有两个主要目的：信息共享和建立患者与护理提供者之间的关系（Bylund 等，2012），这两个目的是不同的，但又是互补和协同的。建立关系会增加相互信任，这可以促进更开放和诚实的信息共享。相反，沟通不畅与医疗失误、错误或延迟诊断有关，并与不当行为索赔的增加有关（Bari 等，2016；Naughton，2018），如框 6-1 中的案例所示。

一、沟通：背景和相关理论

人与人之间的沟通有助于构建共同理解，这对治疗行业至关重要（图 6-1）。"沟通"这个词本身来自拉丁语"communis"，意思是"分享"。我们认识到沟通包括语言信息，但也包括非语言提示和信号、文字、图形和人类互动的电子手段。人类的交流在很大程度上是一种协作性的意义创造过程。我们通过对符号的共同构思和阐释来创造意义，包括文字、手势、图像、声音和人工制品。

1948 年，Claude Shannon 在《贝尔系统技术杂志》（*Bell Systems Technical Journal*）的开山之作中为通信建模奠定了基础（Shannon，1948）。加入 Bell 实验室并在二战期间一直研究密码学的 Shannon，开始更普遍地对通信进行建模，沿着信号通道加强信号和减少噪声。Shannon 将一般的通信系统概括为一个参考信息被编码、传输、然后解码的系统（Slack，1997）（图 6-1）。然而，信息的交流是从思想（"参考"或"背

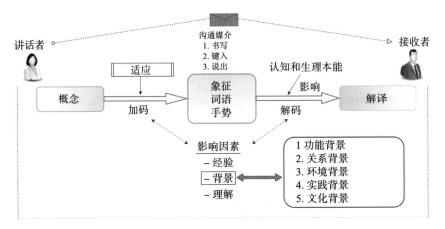

图 6-1　人类交流之家

景"）开始的。换句话说，说话者编码的每一个表达都只是说话者心中所想的一个近似值（Shatz，2006）。如果一个人想把这种思想传达给别人，他就会把这种思想编码成符号和行为。使用这种沟通理论的概念不仅具有历史意义，而且对于理解患者和专业人士之间沟通破裂的原因也具有重要意义。

随着案例的继续（框 6-2），我们看到 Lee 很难描述她的症状，而临床医生也很难解释这些症状。症状很模糊，Lee 使用了"啃噬"一词，而不是疼痛。在这个例子中，"啃噬"是一个符号或术语，代表 Lee 所经历的事情，临床医生必须通过她的经历来解码，并考虑这与疾病过程的关

框 6-2　关于 Lee 的案例研究（二）

　　当 Lee 第一次出现症状时，她感到胃里有一种"啃噬"的感觉。她很难描述这种感觉，但"啃噬"是她能找到的最好的词。这并不是一种疼痛，她也不会将其描述为压力——这是临床医生在诱发不适感时询问的两个常用词。当她在候诊室时，其他患者似乎比 Lee 更痛苦，她显得很平静，没有通常在腹痛患者身上可以看到的狰狞面孔或眼泪。她并不饿。在检查她的腹部时，她的腹部很柔软，急诊医生用两只手推 Lee 的左下腹时，只能通过仔细观察她的脸来判断她的反应。Lee 当时承受了很大的压力，正在为她的大学考试复习。

系。即使在患者和临床医生之间的面对面访问中，根据接受者的背景和经验，预期的信息也可能有不同的接收方式和解释结果（见本书第 7 章）。

当患者和专业人员使用不同的语言或具有不同的文化背景时，这种挑战就更加复杂了。作为不同的个体和文化经历的产物，实现最佳的共同理解是一项不可能的、脆弱的和需要为之付诸努力的主体间任务。

除了有共同的理解，沟通过程还受到患者不同的生理和认知能力的影响（Hannawa 等，2017）。作为一个例子，与医疗护理相关的是，年龄大的人可能会变得虚弱，在此期间，人们会失去身体（视力和听力能力）和心理（大脑）的储备（Xue，2011），这可能会阻碍他们概念化、合理化和解释信息的能力。这可能需要医生进行调整，以确保充分传达相关概念。

沟通必须根据患者的需要和沟通能力来进行。例如，口头交流伴随着非语言的体态，如强度、声音语调或面部表情和手势，会大大改变信息的有意含义。有多种沟通方式可以与患者沟通，以鼓励患者坚持治疗方案或促进初级诊断。反思我们的案例，Lee 没有出现流泪或痛苦的面部表情，这可能致使医生考虑其他诊断情况，如她的体重下降是由于饮食失调，而不是消化系统问题。同时，Lee 在检查过程中的非语言性面部表情是腹部问题的一个重要迹象。

由于沟通中语言和非语言元素这些重要方面，以及语境的重要性（下文进一步描述），患者与专业人员沟通的媒介或渠道必须满足信息的需要。例如，当传递一个复杂信息并检查信息是否被理解时，内容更丰富的渠道（例如，当面或通过视频）可能比异步信息更受欢迎，因为异步信息不能传递非语言线索。在现代，医生和患者可能会使用多种渠道来处理不同的交易内容，随着复杂性的增加，从基于异步信息的交流到语音再到当面交流。如果没有丰富的检查和非语言交流，也许诊断 Lee 的病情会更加困难。

沟通调适理论（communication accommodation theory，CAT）是理解沟通者（患者－专业人员）调节他们对彼此的语言和非语言配置的人际和群体间动态的结构（Asan，Kim 等，2018；Farzadnia 和 Giles，2015）。CAT 认为，个人对其交流伙伴的看法对他们决定在互动中的行为方式有影响。CAT 的特点是，个人的信念和意图是他们在当前情况下的交际行为的基础，要么趋向于在场的其他人，要么趋向于离开。CAT 强调了人们如何、何时以及为何调整自己的信息以符合对话者的要求（适应）或不符合对话者的要求（不适应），以及如何管理分歧（Gasiorek 和 Giles，2012）。该理论认为，人们会迁就他们钦佩（尊重、信任）的人，以减弱社会和交际的差异。正如上面的案例研究所示，胃肠病学家的沟通风格增加了 Lee 对他的信任（框 6-3）。

框 6-3　关于 Lee 的案例研究（三）

在 Lee 接受了肠道堵塞的治疗后，她又找了一位胃肠科医生。她特别喜欢他，因为他看起来很有亲和力，这使她更加相信他为她的利益着想。虽然他是长辈，但他却侃侃而谈，或者说至少认同，一个刚成年的人是如何被诊断为需要定期注射药物和后续检测的慢性病。

（一）背景情况

沟通所处的背景对发送者如何设计信息、信息如何传递或应该如何传递以及接收者如何解释信息都有重要影响。根据情境和社会文化的复杂性，一些特定的信息传播方式可能更有效。同时，通常较为有效的特定方法对于某些患者来说可能会失败。临床沟通对环境的依赖性很强。护理人员如果忽视这些背景因素对建立共同理解的制约和促进作用，就会影响到患者的安全。会话信息的含义基本上取决于它被编码和建立的角度。这种语境包含多个层面（Carayon，2012），具体如下。

- 功能背景：人们在互动中追求的目标。

- 关系背景：专业人员与患者的关系，例如，他们认识多长时间。
- 环境背景：诸如舒适度、可及性和人身安全等因素。
- 时间背景：信息从发送方传送到接收方的顺序。
- 文化背景：感知和解释信息的能力。对某些词或视觉的意义的联想取决于人们的文化背景。

目前为止，在我们的整个案例中，沟通背景在 Lee 的故事中竟一直是重要因素。起初，她觉得就诊的过程很匆忙，因为她在尽力阐述她的症状的同时，她的许多临床医生被其他事情打断了。作为年轻女性，她的症状被归结为盆腔或妇科疾病。此外，考虑到饮食失调在年轻女性中普遍存在的现象，医生很可能表现出既定和可用性偏见。在她诊断前的随访中，面对的都是不同的医生，每个为她服务的人都要重新开始建立关系，并对她的症状如何演变缺乏全面的时间上的了解。Lee 的最初故事是通过这些镜头来解释的，这些镜头强调环境、关系和时间背景。

（二）患者的背景和沟通

患者的背景（框 6-4）是额外的但也是关键的因素，在患者与临床专业人员合作实现其健康目标的过程中，可以深刻影响沟通以及健康结果（见本书第 4 章）。患者背景包括患者的健康和社会需求、个人价值观和偏好。患者的经历、文化水平、教育程度和健康背景也决定了他们向医生提供信息和使用信息的能力。

框 6-4 关于 Lee 的案例研究（四）

当 Lee 在克罗恩病的治疗开始获得一些进展时，她不得不把她的学业搁置起来。她一直计划毕业后找一份工作，而不是疲于支付急诊室的费用。她的学生保险涵盖了大部分昂贵的注射治疗，但自费费用仍在增加。她觉得自己与新的肠胃科医生配合得很好，而在她不熟悉的医生面前，她仍然保持沉默。她对克罗恩病有了更多了解，复诊时，她对自己的治疗有了更多的认识和看法。

　　由于收集信息的时间有限，了解患者的情况，然后能够适当地整合信息（如前面描述的与 CAT 有关）成为了问题，这个问题在大多数问诊过程中都存在。目前，大多数门诊问诊过程都不到 20 分钟（Lau 等，2016）。由于这些条件和外部压力限制，如必须解决的文件要求和护理质量措施，临床医生可能无法充分掌握患者如何将护理计划融入他们的生活，或他们生活中的不同因素可能与他们的病情有关。通常情况下，患者希望讨论更多的问题（Barry 等，2000）。然而，只有 1/3 的访问采用了议程设置和优先考虑患者问题的举措，而 1/10 的访问涵盖了完整的议程（Barry 等，2000；Robinson 等，2016）。这些研究展现了被错过的更好地了解患者情况的机会，包括与其疾病或治疗经历相关的关键细节。这些错过的机会可能会破坏信任、联系和信息共享。反过来，这也会影响到临床医生的诊断以及患者对治疗计划的贡献和贯彻执行的能力。

　　当临床医生掌握了关于患者的背景信息（包括与护理计划相关的需求、价值和偏好），他们可以共同制订护理计划，以更多地反映患者的情况，并提高护理计划有效的可能性（Arora，2003；Farzadnia 和 Giles，2015；Roter，1982；Sawyer 和 Aroni，2003）。在一项过程录音的访问式研究中，医生能够在护理计划中引出背景问题并解决这些问题，从而使预期结果（例如，改善糖尿病或高血压控制、依从性，贯彻治疗计划，保持预约，测试或筛查）的总体概率提高 3.7（Weiner 等，2013）。

　　精心设计的对话辅助工具以及消费者和临床信息学工具可以增加日常临床接触中有效的基于情境的沟通机会和影响。会话辅助工具促使临床医生和患者考虑在更多的临时对话中可能无法充分掌握的要点（Montori 等，2007；Zeballos-Palacios 等，2019）。如果有效地使用这些类型的对话辅助工具，可能会改善质量、健康、满意度，并减少成本和医疗差异（Mayberry 等，2006）。此外，以合作的方式直接与患者使用电子健康记录（electronic health records，EHR）系统也可以提高患者和临床医生的能力，以确保他们被理解、合适的背景被充分传达。最后，电子健康档案的使用对"以患者为中心的沟通"也有混合影响，包括理解患者的关注点、想法、期望、需求、问题、价值和感受（Naughton，2018）。

二、衡量沟通

研究或改善各种医疗环境中的沟通都需要测量方法。通过使用公认的测量方法，我们知道，患者与专业人员的沟通情况与患者的满意度、信任度、治疗依从性和治疗效果有关（Eveleigh 等，2012）。患者和专业人员之间更好地沟通不仅可以提高患者的参与度（Asan，Tyszka 等，2018），而且还有助于认识健康问题和治疗选择（Travaline 等，2005）。

为了充分地测量沟通，我们通常需要一种或多种对前面描述的沟通较为敏感的方法。例如，在研究面对面的沟通时，语言和非语言方面能给研究者测量沟通带来不同的价值信息。直接观察、视频记录和笔录，以及对参与者的访谈或调查，都可以用来评估沟通的有效性。虽然文字记录是必不可少的，但对这种沟通的真正深入了解都依赖于对非语言沟通的关注（D'Agostino 和 Bylund，2014）。据广泛报道，面对面交流由三个元素组成：其中，文字（字面意思）占信息的 7%；语气占 38%；身体语言占 55%（Mehrabian，1971），虽然这可能是与直觉相反的。

（一）非语言沟通

许多研究证实了患者和临床医生之间非语言交流的重要性及其与一些结果的联系。非语言交流包括眼神凝视、面部表情、手势、身体姿势和位置。非语言交流有助于传达关心、关注、恐惧、尊重、快乐、悲伤、愤怒、惊讶、害怕和厌恶的情绪，这些都与达成信任或不信任直接相关。这些信息不会因为没有语言交流而停止，即使人们沉默不语，他们仍然在进行非语言交流。

据报道，眼神凝视是非语言交流中最有力的组成部分（Henry 等，2012），也是以患者为中心的交流的一个重要方面（Gorawara-Bhat 和 Cook，2011）。眼神凝视也被用来评估患者对临床医生的关心程度（Rose 等，2014）。目光提供了注意力和沟通的客观和可测量的指示，并且可以成为指导设计指南的属性（Asan，Tyszka 等，2018；Asan 等，2015）。许多研究将眼神凝视作为定量测量临床医生与患者交流的因素（Asan，Tyszka 等，2018；Asan 等，2015；Gorawara-Bhat 和 Cook，2011；Gorawara-Bhat 等，2013；Montague 和 Asan，2014；Ruusuvuori，2001）。通过视频分析，眼球凝视的测量已经被以往的研究使用并验证（Asan 等，2014；Asan 和 Montague，2012；Montague 和 Asan，2014），作为测量患者和医生之间非语言交流的方法。

患者与专业人员沟通的非语言方面与各种健康结果之间存在着密切的关系，这一点在其他地方得到了系统的回顾（Henry 等，2012）。例如，人们发现眼神接触会影响患者的中心地位、和睦地相处、医生意识以及患者的生理和认知功能（D'Agostino 和 Bylund，2014）。在许多研究中，身体语言，如点头、面部表情、身体方向和姿势与患者的满意度有关（Henry 等，2012）。这类研究大多收集视频并随后分析记录。人为因素研究者也分析了患者与专业人员的非语言交流，以了解对更好的系统和技术设计的需求，以改善和促进非语言交流（Asan，2017；Asan 等，2014；Asan，Kim 等，2018；Asan 和 Montague，2012；Asan，Tyszka 等，2018；Asan 等，2015；Frankel 等，2005）。

（二）语言沟通

该研究主要使用调查和对转录文本进行编码两种方法观测患者与专业人员的口头沟通。据报道，测量患者与专业人员的沟通的心理测量工具有很多，包括有效性、一致性、可重复性、响应性和可解释性（Zill等，2014）。运用较为广泛的沟通量表是沟通评估工具（Makoul等，2007）、医患互动质量问卷（Bieber等，2010）、全球咨询评分表（Burt等，2014）和以患者为中心的沟通测量（Clayton等，2011）。这些调查通常测量患者对临床医生沟通技巧的看法，如倾听、让患者参与决策、理解、同情和尊重。一项研究回顾了 19 种评估患者与医生关系的工具（Eveleigh等，2012）。除了调查外，通过分析语言沟通模式、使用的词汇、反映不同情绪的词汇频率等，这些使记录稿有意义的工具有助于以更客观的方式评估沟通。其中一些方法是 4 种习惯编码方案（Jensen等，2010；Krupat等，2006），以患者为中心的行为编码工具（Zandbelt等，2005），以及 Roter 互动分析系统（Roter 和 Larson，2002）。

三、人为因素在沟通中的运用

人因工程学（HFE）是心理学和工程学交叉的一门科学，致力于设计工作系统的所有阶段，以改善人的表现和安全性。在卫生护理领域，HFE 的目标是，支持患者和卫生专业人员的认知、生理和社会行为工作（Karsh等，2006），通过对危险行为进行管理，以减少风险和医疗错误（Karsh等，2006），并为患者和卫生专业人员培养高质量的经验（Saleem等，2009）。使用 HFE 方法分析患者与专业人员的沟通，将产生一个完整的画面，看到从个人、系统和组织层面影响这种关系的所有因素，并将更好地规划出必要的干预措施，以改善患者与专业人员的沟通。

使用 HFE 方法分析医疗卫生互动，我们必须考虑所有的人和系统组成部分，包括患者、临床医生、当地环境和组织、任务、工具和技术，这些都有助于患者和专业人士的工作（Holden 等，2013）（图 6-2）。患者与专业人员的沟通受到每个系统组成部分的影响，其中包括组织（如现有的培训计划，以改善专业人员的沟通）、工具（如，门户网站，以促进患者和专业人员之间的电子沟通）、技术（以用户为中心的协作 IT，促进患者与专业人员在就诊期间的沟通）和当地环境（符合人体工程学设计的检查室布局，可以改善面对面的沟通，在非语言沟通中尽量减少分心）（见本书第 2 章、第 3 章、第 4 章、第 5 章和第 10 章）。因此，了解患者与专业人员沟通的动态以及与技术和环境的互动，对于重新设计患者与专业人员的工作系统是必要的（Montague 等，2011），因为工作系统的任何变化都会引起患者与专业人员沟通模式的变化。

患者工作系统是人因理论的应用（见本书第 2 章和第 4 章），一直受到寻求了解和改善患者工作的 HFE 研究人员的关注（Holden 等，2015）。我们认为，患者工作系统模型（和一般的患者工效学）指导研究人员和

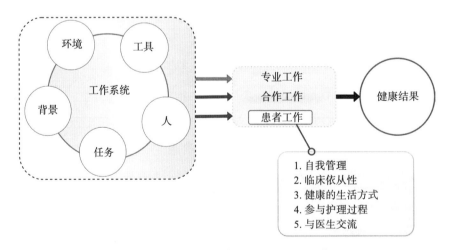

图 6-2　患者 - 专业人员工作模式（改编自 Holden 等，2013）

从业人员更好地理解患者 – 专业人员 – 技术的互动及其对医疗护理结果的影响。人们认识到沟通与临床结果有关，这也增强了患者与专业人员在护理过程中的沟通。HFE 方法已被广泛用于设计或评估医疗护理中的协作沟通技术。例如，一些研究系统地分析了如何设计和使用远程医疗来改善患者和专业人员之间以及专业人员彼此之间的沟通（McGuire 等，2010）（见本书第 5 章和第 7 章）。另一项 HFE 研究探讨了以患者为中心的沟通是如何通过医学中连接患者和专业人士的隐性关系网络发生的（Zachary 等，2012）。其他 HFE 研究者探索并制订了指南，以改善患者与专业人员的沟通，特别是在老年医学护理方面（Hickman 等，2006；Hickman 等，2004）。此外，新技术的设计及其对患者 – 专业人员沟通的影响，其中包括以技术为媒介的沟通，也被 HFE 研究人员广泛研究（Benda 等，2017；Burnett 等，2011；Wooldridge 等，2016）。最后，作为患者工作系统模型的一部分，研究探讨了患者、家庭成员、他们的任务以及环境因素的特点，这些因素导致了老年患者的自我护理表现障碍，其中包括与沟通有关的障碍（Holden 等，2015，2017）。我们从这些研究中不难看出，HFE 方法在评估、设计和重新设计系统和技术以改善患者与专业人员的沟通方面是有效的（关于其他有关沟通的患者工效学研究回顾，见 Holden 等，2020）。

我们可以看到对 HFE 问题的关注加强了沟通，从而提高了 Lee 的就诊体验（框 6-5）。Lee 找到的诊所是为解决患者工作系统的每一个组成部分而设计的，因此优化了整个工作系统及其结果。Green 医生、Lee 需要完成的任务、护理环境、使用的工具和就诊环境都是为了 Lee 更好的表现、安全和经验。Lee 能够提前为她的访问做准备，并在访问开始时传达她的背景和议程。Lee 能够坐下来，在一个比坐在检查台上更具有参与性和平衡性的环境中分享她的故事。Green 医生能够使用语音助手调出记录的功能，还能与 Lee 合作使用技术来审查她自己报告的健康状况，订购和核实药物，并制订护理计划。每个角色所做的工作包括专业工作、患者工作和患者与专业人员的合作工作，也在护理的各个阶段得到了展示，包括预约前、预约中和预约后的签到系统。这些设计增进了信任并使护理计划变得清晰。

框 6-5　关于 Lee 的案例研究（五）

在做了网上调查后，Lee 选定了一个她觉得离她很近的诊所。在他们的网站上，她注意到一个突出的"登录"部分，供患者访问他们的健康信息并与诊所进行电子交流，还有用于教育和健康管理的数字工具，以及看起来更像小型会议空间而非检查室的咨询室图片。

在她第一次预约之前，她的手机收到了一条短信提醒，鼓励她在网上签到。在那里，她查看了她的药物（她注意到有几种药物已经从她的上一位医生那里加进来了），确定了她这次就诊的首要任务，并填写了一份关于她的健康状况的调查问卷（患者报告的结果测量或 PROM）。她很高兴能够在没有时间压力或候诊室其他干扰的情况下完成这些信息。

当她到达预约地点时，受到极大欢迎，并被带入一间咨询室。房间里有一张半圆形的桌子，桌子的一端有一个大型电脑显示器，旁边有一个语音助手。Green 医生跟着她走进房间，他们都在桌前坐下。医生已经确认了 Lee 的首要任务，她把这些任务放在平板电脑上。这成为他们谈话的起点。Green 医生点击徽章激活了电脑，调出了 Lee 对 PROM 调查问卷的反应图，他们都在思考她的克罗恩病的治疗情况。在访问结束时，Green 医生更新了 Lee 的药物，Lee 在屏幕上进行了验证，并要求进行一些额外的实验室测试，还为 Lee "开出"了一系列的小型检查，每两周进行一次电子检查。他们安排了 3 个月的虚拟检查。Lee 离开时觉得她的意见被听取了，她可以信任 Green 医生，而且她对自己的下一步行动有了非常清晰的认识。

四、卫生信息技术和患者与医生的互动

新出现的证据显示，卫生信息技术（HIT）的使用对患者和专业人员的沟通影响不一，但在正确的情况下，它可以改善以患者为中心的沟通。HIT 在沟通中的作用需要使用 HFE 方法进行研究和改进。此外，有效的患者 – 专业人员沟通的需求不断增加，促使协作性 HIT 和电子健康工具的产生。由人工智能（AI）、远程医疗和安全信息驱动的软件平台允许患者和医疗服务提供者进行虚拟交流，从而建立一个更全面的医疗网络。

不幸的是，面向患者的 HIT 存在一些困难，从缺乏意识到结构性挑战，再到技术实施困难（见本书第 5 章）。例如，如果 HIT 的可用性和适应性不高，就会导致错误或分心。数据密度、设计、系统状态的清晰度以及与工作流程的整合等问题都是影响 HIT 可用性的实例因素。

在文献中，人们几乎一致认为，EHR 不仅仅是一个数据存储库，而是一个影响患者与专业人员互动动态的临床接触系统（Strowd，2014；Ventres 和 Frankel，2010）。尽管有潜在的好处，但在初级护理中使用 EHRs 也伴随着负面的后果，如患者 – 专业人员的动态变化，对患者 – 专业人员的沟通和以患者为中心的护理的不利影响，医生对患者需求的关注减少，以及患者的脱离（Irani 等，2009；White 和 Danis，2013）。表 6–1 总结了探索 EHR 的使用对门诊患者 – 专业人员沟通的影响的研究样本。

表 6–1　分析检查室 EHR 对患者和医生沟通的影响的研究样本

研　究	结果测量	数据收集方法
Hsu 等（2005）	医生对电脑的使用	访谈或者问卷调查
Lelievre 和 Schultz（2010）；Rouf 等（2007）	患者对 EHR 的偏好以及计算机的使用对医患互动各方面的影响	
Stewart 等（2010）	患者对患者与医生关系质量的满意度	
Asan 和 Montague（2012）；Margalit 等（2006）；Warshawsky 等（1994）	总的会诊时间，会诊不同阶段的时间，记录使用，以及医生和患者之间的非互动时间（NIT）	视频 / 音频记录的定量行为分析
Makoul 等（2001）	分析医生是否在会诊时完成了沟通任务	
Als（1997）；Frankel 等（2005）	检查室电脑对临床医生和患者之间交流的影响	对视频 / 音频记录的定性行为分析
Arar 等（2005）	护理的过程，讨论的主题，使用的药物名称	

人们普遍认识到，EHR 的出现在很大程度上是为了支持计费和偶尔的交易，而不是纵向的沟通或临床护理。这导致了 EHR 中的人工产品，更类似于将沟通和交易与经历相结合的概念，而不是无痕的纵向记录。最近的研究集中在改善基于 EHR 的以患者为中心的几种交流方法，包括以下两种：①重新设计 EHR 的界面和可用性；②增加功能以方便记录并使用患者的背景数据，这样的记录不仅仅是他们临床数据的摘要，还可以包含患者作为个体的信息。此外，由于患者是护理团队中利用率最低的成员（deBronkart 和 Sands，2018），设计良好的信息学工具可以通过直接邀请患者与临床医生护理团队成员分享以患者为中心的数据来克服当前 EHR 中的一些障碍。

使用技术来帮助延续临床护理的纵向关系的情况持续增多。患者门户网站为患者提供了他们的电子健康档案数据，并且常常能够为患者和临床办公室之间提供安全的电子信息交流，使得沟通不仅仅局限于办公室内。使用患者门户网站和安全信息传递措施也可以起到改善关系的作用。相关研究发现，使用此类应用程序有助于提高患者的参与度和跟进度（Delbanco 等，2012；Zhou 等，2010）。

当护理活动从面对面转移到虚拟时，就会失去一定的丰富性，我们必须承认和阐释这一点。当 Lee 通过电子通信与 Green 医生互动时，Green 医生可能不再能够察觉到可能当面观察到的非语言交流。在异步交易中，检查是否被理解往往会不受重视。随着信息变得更短（如短信），对于解读意义或理解更广泛的画面来说，重要的背景可能会丢失。关注度或严肃性也可能不能充分地传达。最后，在异步信息传递中，鉴于临床医生主动发送的信息中有多达一半未发现的信息，检查信息的接收和理解是有必要的（Crotty 等，2015）。

五、个案研究

我们描述了两项干预性研究，旨在改善门诊环境中患者与专业人员的沟通：①使用电子病历的"镜像"患者显示 EHR；②在门诊就诊前收集并使用来自患者的 HER 整合的情景化数据。

（一）双屏电子病历对基层医疗机构沟通的影响

新出现的证据显示，在诊室使用 EHR 可能很复杂，但在正确的情况下，它可以改善以患者为中心的沟通（Patel 等，2017）。我们分享一项干预性研究，评估患者和医生对第二个 EHR 屏幕的看法——为患者模拟 EHR，通过这个屏幕，患者可以看到医生在 EHR 主屏幕上看到和做的一切，包括临床文件、审查数据以及订购药物和测试（Asan 和 Tyszka，2018b）。这项研究探讨了第二个屏幕对沟通、患者教育、患者参与和相互信任的影响。

该研究于 2016 年 3—6 月在一个城市学术医疗中心的普通内科诊所进行。我们对患者的 24 次初级护理进行了录像，并对患者和医生进行了诊后访谈。研究设置使用了检查室的第二台 EHR 显示器，它位于连接检查室电脑的铰接臂上，并有两台不同角度的摄像机来拍摄患者和临床医生之间的互动（图 6-3）。录像被用来量化医生和患者的眼睛注视行为。访谈被转录并通过归纳内容分析法进行分析。

我们从患者访谈中确定了四个大主题。患者对镜像的 EHR 屏幕有四种认识：①通过设计成为提升患者参与度的催化剂；②以有意义的方式增强了临床访问；③提高了护理过程的透明度；④与共享一个屏幕相比，是一种实质性的不同体验。第二个屏幕比单一屏幕更鼓励患者参与护理过程。患者将这种设计描述为"更具包容性""更个人化"和"更重要"。患者还报告说他们更多地参与到临床笔记的书写过程中，如澄清新的诊

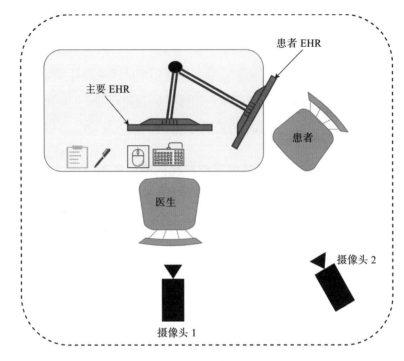

图 6-3 双屏检查室的设置

断。患者认为第二个屏幕改善了他们的护理经验，其中包括更好的患者
教育、更好的讨论，以及澄清概念、指示和命令的能力，正如一位患者
所说："我认为它产生了一种更加包容的感觉。当你在那里，不看它，只
是听医生向你解释发生了什么，这有点像你是一个旁观者。当你在看辅
助屏幕时，它更具有包容性。而且，我不是特别确定。我不想夸大其词，
但我觉得你对自己的过程和健康以及接下来应该发生的事情有更多的所
有权。"

　　双屏的使用鼓励了听觉和视觉途径的学习。第二个屏幕提供的透明
度也让患者看到临床文件、诊断、目标和指示的过程，从而增强他们对
护理过程的信心。人们发现 EHR 的界面让一些患者感到困惑，一些人要
求简化界面设计。

医生访谈还有以下方面的发现：①第二次筛查提供了一个促进参与的机会；②文件对于患者来说是透明的，有相关的好处，也有一定的顾虑。与患者类似，临床医生也承认第二屏幕有可能提高患者的参与度并改善患者教育。大多数医生认为第二个屏幕使屏幕共享变得非常容易。然而，一些人报告说，患者参与和教育的改善取决于患者的兴趣。医生对与患者分享文件的舒适程度是一个问题；一些医生对分享文件完全放心，而另一些医生则担心笔记中可能包含敏感信息，而未完成的笔记可能导致误解。

视频分析有助于量化就诊时间以及医生和患者与 EHR 的互动。平均调整后的就诊时间（不包括体检时间）为 23.6 分钟（SD 11.2）。医生看 EHR（主屏幕）的时间占调整后就诊时间的 39.1%（SD 14.4%），打字／记录的时间平均占调整后就诊时间的 8.2%（SD 6.3%）。医生在 19 次会面（79%）中为记录目的而打字。在调整后的就诊时间中，患者还看了 25%（SD 16.7%）的"患者显示屏"，明显长于我们之前的研究，后者报告了患者在单屏幕设置中对 EHR 的注视（Montague 和 Asan，2014）。患者的满意度得分中位数为 5 [四分位数范围（IQR）4.5～5]，医生的满意度得分中位数为 3.3（IQR 2.3～3.9），满分为 5 分。

总的来说，患者感受到的好处比医生更多，并且对额外的屏幕更满意。第二个屏幕更吸引患者参与护理过程，鼓励谈话以提高理解力，并增加对医生的信任。然而，医生可能也需要信任他们的患者，这样的分布式控制不会干扰或分散任务，而是使访问对患者更有用。本研究的一个主要推论是，患者感到对就诊有更多的掌控。

第二个 EHR 屏幕的使用类似于透明度和"没有我就没有我"的概念，这也是 OpenNotes 概念的口号。OpenNotes 是一项使患者能阅读他们的临床医生的进展记录的运动，其中包括关于病史、检查和临床医生的评估和计划的信息（Bell 等，2015）。这一概念最初在 2011 年进行了大范围的测试。在 OpenNotes 的研究中，三家医院的 13 000 名患者获得了对他们笔记的访问。研究结果显示，患者对访问他们的笔记的重视程度远远高于他们的临床医生的期望，这表明临床医生可能认为数据是理所当然的，但患者越来越认为直接访问是很有价值的。因此，患者也很重视看到临床医生实时创建笔记的能力，这一点倒也不足为奇。与 OpenNotes 相似的还有一个概念，即临床医生正在发展对患者的信任。OpenNotes 的未来是患者和临床医生之间共享笔记的创建。第二个屏幕可能会促进这种未来的努力。然而，患者的文化水平，包括具体的健康状况和计算机文化水平，可能会影响到患者的既得利益（Asan 等，2014，2015）。

　　EHR 屏幕也可能包含其他敏感信息，如日历或仪表板上的其他患者的名字，这些信息在临床医生登录后可能会在屏幕上看到。在这种情况下，第二个 EHR 屏幕可能会助长隐私威胁。另一个问题是，现代 EHR 界面或显示器布局不良，在认知上具有挑战性，限制了利用屏幕与患者互动的潜力。EHR 的可用性是对临床医生有效工作的一个众所周知的挑战，但较低的可用性也使向患者展示数据成为挑战。一个以患者为中心的界面，专注于单一的任务，可能有助于促进讨论。然而，即便存在这些挑战，患者还是愿意查看他们的记录。未来的迭代还可能包括专门的"患者视图"，简化手头的任务，同时使临床医生在需要时能够访问高级选项。

　　在我们的案例中（框 6-5），Lee 和 Green 医生共享一个显示器，这个显示器很大，放在桌子上的位置是中立的，不一定被任何一方所"拥有"，这与电脑在检查室中通常的摆放方式不同。"设计共享"的原则是适用的，因为 Lee 和 Green 医生的物理环境能够促进对健康记录的共同体验。无论是一个显示器还是两个屏幕，这都是一个有意识的设计和 HFE 因素能够促进良好沟通的例子。

（二）EHR 支持的患者背景数据和以患者为中心的交流

我们的第二个案例研究与一项干预措施有关，该措施旨在通过在就诊前收集、总结和分享患者的情境数据（patient contextual data，PCD）来提高患者的情境意识，从而确保患者与专业人士的良好沟通和体验。在初级护理环境中，该项目使用了一个与 EHR 对接的安全网络应用。干预措施邀请患者创建他们的 PCD 档案，其中包括需求、价值、偏好、障碍和访问议程。通过向患者发送电子邮件邀请，他们可以创建或更新他们的 PCD。

该研究定性地分析了 PCD 系统对沟通的影响。分析包括焦点小组和半结构性访谈，作为了解患者（n=26）和临床医生（n=20）观点的一种手段。临床医生是在临床经历的帮助下特意挑选的，以确保在角色、经验和参与项目方面的包容性。所有的焦点小组和访谈都在参与者的同意下进行录音，并进行转录和匿名处理以保护隐私。该研究采用了定性内容分析，其中包括沉浸 – 结晶和恒定比较技术来分析数据并确定数据中出现的主题。

本研究从患者和临床医生的访谈中发现了七个主题（表 6-2），以下四个主题同时出现在临床医生和患者的评论中：① PCD 提高了患者在临床访问中的发言权；②该技术作为一个安全的平台，可以分享敏感话题；③ PCD 鼓励高效和有效地建立关系；④ PCD 使患者和临床医生的访问目标一致。它有助于几位临床医生准备在就诊时与患者沟通，并更好地制订护理计划。患者观察到，分享背景数据的机会鼓励他们与护理团队进行异步和同步的沟通。

该研究在患者中发现了两个独特的主题：①该技术提供了一个在就诊前进行个人思考的机会；② PCD 通过提供有关患者的性格、价值和偏好的信息，使患者的临床诊断和治疗变得人性化。在就诊前完成 PCD 工

表 6-2　关于护理团队成员和患者之间的沟通和 PCD 的主题和代表引文

主　题	含　义
加强患者话语权	为患者提供表达自己、自己的信仰和自己的喜好的机会
敏感话题空间	提供一个空间，让患者在面对面交流的时候，可以交流一些带有感情色彩的话题，否则他们会感到不自在
建立和谐关系	鼓励患者和护理团队成员之间建立更深的关系
针对患者—临床医生的目标	就诊期间围绕患者想要完成的任务而建立起来的和患者的相互理解关系的机会
如果无人关注，就会产生不信任感	忽视 PCD，有可能妨碍有效的沟通和信任
反馈	发展 PCD 的过程促使他们对自己的健康和福祉进行反思，否则他们就不会有这样的想法
人性化	PCD 促进了患者和医护人员之间的沟通，使患者觉得自己更像一个人，明白他们的医护人员将他们当作独立的个体看待，并对他们有更多了解

具，使患者能够更好地与临床医生沟通。患者通过 PCD 工具分享思想和感受，作为与护理团队建立互动和沟通的媒介，使他们受益。该研究承认，如果不经临床团队审查，收集 PCD 有可能破坏信任。据观察，如果不使用 PCD，患者可能会觉得他们的声音被忽视了，而且没有得到验证。最后，临床医生认为 PCD 促进了以团队为基础的护理，以实现更高效和有效的沟通，从而满足患者的需求。

这项研究强调了对于患者和临床医生而言，整合了 EHR 的 PCD 数字工具如何对日常实践中的沟通产生影响。研究显示，PCD 工具最初是为了促进患者与临床医生的沟通，并使护理团队成员和患者之间的联系更加紧密。患者感到更多地被纳入了护理过程，并且使用 PCD 工具参与了临床决策。患者喜欢有机会通过这个工具分享他们的敏感信息。过去的研究表明，患者通过电脑而不是当面分享敏感信息会感到更舒服（Slack 等，2012）。PCD 工具也使患者为预约的沟通做好准备。这项研究承认，PCD 有可能促进以患者为中心的沟通，使患者和临床医生都受益。双重参与和使用 PCD 工具可能会带来更好的效果和更高的效率。

六、建议

患者与专业人员的沟通是医疗系统中的一个关键过程。研究人员需要使用系统的方法，解决工作系统的所有潜在因素，来研究医疗卫生背景下患者与专业人员沟通的过程、背景和结果。包括患者工作系统框架在内的 HFE 方法应该被用来研究患者 – 专业人员的沟通以及物理环境和沟通技术的设计。

第 7 章　人为因素与患者的自我护理

Barrett S. Caldwell　Siobhan M. Heiden　Michelle Jahn Holbrook　著

对于历史上的大多数人群来说，保持健康的主要方法是患者的自我护理，而非依赖专业医护人士（MacGill，2015）。在 20 世纪，以临床诊断为基础的护理与以患者为基础的护理之间关系紧张，这种紧张的关系包括对可能影响患者状况的健康信息的来源和控制的担忧。虽然在科学方法上有很坚实的基础，但医疗的主体——患者的健康状态和健康状况在很大程度上是无法直接观察的。诸如疼痛的体验、影响身体和认知过程的大脑结构的组织、生物化学和生理系统的可变性，以及社会和文化影响对健康和疾病的身体症状的认知与识别的影响等基本问题，一直是整个 20 世纪和 21 世纪医学、心理学和公共卫生领域的一个具有争论性的主题（例如，Bertolero 和 Bassett，2019；Higginson，1931；Kinsey 等，1948）。

医疗保健领域关于人为因素研究的增加特别关注"患者工作"，它包括患者（或其非正式护理人员）为配合和管理包括自我护理在内的健康相关活动而完成的任务（Holden 等，2015，2017）（见本书第 1 章）。有三种人为因素的概念广泛适用于包括患者的自我护理在内的各种医疗环境中的任务绩效评价（见本书第 2 章）。

- 信号检测：从与当前任务无关的噪声中分辨出重要的感兴趣目标的能力（Wickens 等，2004）。
- 情境意识："意识到你周围正在发生的事情，并理解这些信息对你现在和将来意味着什么"（Endsley 等，2003）。

- 可用性：具有有效性、高效率和满意度的实现重要系统目标的能力（国际标准化组织的国际标准草案 9421-11，2018）。

这些概念中的每一个都对完成任务的人的背景非常敏感。《牛津英语词典》"背景"的定义："形成事件、陈述或想法，并从这些角度上可以被充分理解和评估的环境"。从人为因素的角度来看，强调患者自我护理任务的背景和要求并将其置于优先地位是很重要的（美国国家工程研究院的医学研究所，2005）。然而，实际了解患者的当前状态包括信号检测（患者当前状况的指标是什么？）和情境意识（这些指标如何结合起来以便了解患者的健康状况？）等多个问题，时间尺度从几毫秒到几个月不等。有些生理状态可以通过客观的仪器或方法有效地检测出来，即使患者没有检测到可识别的生理信号（如血红蛋白 A1c；检测癌症肿瘤的成像）。另外，没有任何仪器或方法可以完全捕捉或关联患者对疼痛的体验或与重度抑郁症相关的情绪波动，这些主观体验强烈影响着患者管理自我护理任务的环境。

当我们探索患者自我护理任务和慢性病管理的交叉点时，有必要考虑更广泛的一系列背景系统因素，其中包括时间尺度、数据可用性和健康状况变化的模型。这种对患者自我护理的扩展讨论有助于确定患者、非正式护理人员和临床医生在多个时间尺度上的需求（Caldwell 等，2010；Garrett 和 Caldwell，2009）。在本章中，我们还将考虑患者的参与（患者进行哪些任务，以及如何进行）、健康信息的来源（何时收集和分享健康数据，以及由谁进行）以及健康状况的动态变化（哪些变化被注意到并被认为是影响护理的重要健康"信号"）。例如，在一次正式的医疗保健预约中，患者可能只与医生平均相处 15～20 分钟（Young 等，2018），限制了患者和临床医生收集和分享相关健康信号信息的时间。此外，医生与电子病历（EMR）和实验室测试结果互动的时间，接近或超过了与患者相处的总时间（Tai-Seale 等，2017），不包括患者使用家庭健康设备或其他没有按惯例被整合到 EMR 的技术所产生的信号。

也许更有争议的是，我们将患者也视为关于他们的护理和健康状况的潜在的专业知识来源，特别是在一个信息和通信技术（ICT）系统增加的时代。这句话并不是说一般的患者在主题领域比他们的任何一个临床医生更熟练或具有更多知识（尽管我们将在本章后面讨论这种情况的潜在例子）。相反，专业知识可以被认为是一个多维的结构，包括任务背景和使用任务界面来实现绩效目标的更多方面，而不仅仅是主题领域的知识（Garrett 等，2009）。特别是在慢性病护理的情况下，患者可能会在使用特定的药物、设备和其他护理过程作为界面工具方面发展出相当多的专业知识，以及对需要使用这些工具和过程的情景背景的认识。因此，我们将在本章中对慢性病护理给予相当的关注。

一、自我护理、慢性病护理和慢性病护理模式

自我护理被描述为患者开始参与和主动参与自己的医疗服务的能力（Forkner-Dunn，2003；Lupton，2013）。慢性病护理被定义为用系统性和协作的方法对慢性病进行预防和管理（Glasgow 等，2001），特别是当它们成为医疗保健考虑因素和费用的一大组成部分时。由于慢性病护理中自我护理的必要性，患者和非正式护理人员的角色（和任务背景）在慢性病护理中甚至比在急性病护理中更加突出。

有多种方法被用于提高患者在他们的医疗保健服务的赋权、反馈、动力和参与度。然而，无论哪种方法，患者自我护理的基础都是建立在患者对当前健康信息的识别（信号检测）、对健康状况的了解（情境意识）和对自我护理工具的使用（系统可用性）的基础上（图 7-1）。

如图 7-1 所示，患者护理活动是以患者为中心，以面向患者的工具为中心。该图显示了本章讨论的三个概念是如何重叠并共同支持患者自

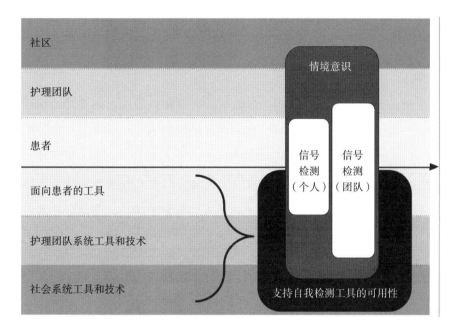

社区

护理团队

患者

面向患者的工具

护理团队系统工具和技术

社会系统工具和技术

情境意识

信号
检测
（个人）

信号
检测
（团队）

支持自我检测工具的可用性

图 7-1　人为因素概念图，作为医疗系统内患者自我护理的基础工具，上面的部分显示了患者、护理团队和社区护理人员，下面的部分描述了支持这些患者、护理团队和社区所涉及的医疗工具和技术

我护理活动的。信号检测首先通过对事件的识别影响患者，有时通过面向患者的工具或技术。患者可以分享该信息，并向其护理团队成员提供警报。综上，使用工具和技术来处理所产生的医疗卫生事件，患者和他们的护理团队经历了情境意识的感知、认知和预测三个层次。医疗保健工具和技术的可用性需要被设计为支持信号检测和情境意识的需要，以确定适当的自我保健活动和干预措施。

慢性护理模式和自我护理

美国医学研究所（IOM）估计，超过 4800 万美国人患有一种或多种慢性病（美国医学研究所，2012）。慢性病护理需要纵向护理，其中大部分发生在临床环境之外（自我护理）（Glasgow 等，2001；Sochalski 等，

2009）。慢性病的自我护理的例子包括解决慢性疼痛的药物管理、糖尿病管理的血糖监测，以及应用外部记忆线索来应对后天脑损伤造成的认知缺陷。

随着慢性病（如糖尿病、心脏病、癌症和关节炎）的增加，医疗保健专业人员和研究人员开发了慢性病护理模式（chronic care model，CCM），试图重新设计支持医疗保健系统的组成部分，以解决慢性病护理过程中的缺陷（Wagner，1998a）。CCM 是最被广泛接受和应用的慢性护理管理模式。虽然没有特别注重人为因素的考虑，但值得注意的是，CCM 试图考虑护理管理中的多种背景和系统动态因素（Stuckey 等，2011；Wagner 等，2002）。

CCM 包括自我管理支持、服务系统设计、决策支持、信息系统、卫生系统和社区资源六个领域（Wagner，1998a，2000）。在 CCM 提出的领域中，自我管理支持领域与自我护理活动的关系最为密切。CCM 模式的这种自我管理重点强调患者管理自己健康的护理能力，而其他领域则更注重系统的技术层面和临床医生的互动。

CCM 将自我管理描述为医疗服务系统和社区之间的集成伙伴关系（Wagner 等，2002）。大多数自我管理支持计划的目的是提高患者对其健康护理的参与度，其中包括自我护理和患者与临床医生的互动（Siminerio 等，2004；Stuckey 等，2011；USDH，2010；Wagner，1998b）。这类项目的积极效果包括改善患者的自我效能（Lorig 和 Holman，2003）和健康自评（Grady 和 Gough，2014；Lorig 和 Holman，2003）。Lorig 和 Holman（2003）提出了三类患者自我护理任务（医疗管理、角色管理和情绪管理）和六套自我管理技能（解决问题、决策、资源利用、患者与医生形成伙伴关系、行动规划和自我调整）。

技术的进步促进了 CCM 的更新迭代，以帮助支持数字时代患者的自我护理任务活动（Gee 等，2015）。其中一个版本，即电子健康增强型慢性病护理模型（eCCM），在信号检测、情境意识和系统可用性考虑的范围内，纳入了额外的任务背景（包括社交网络社区、远程医疗和移动健康互动）。诸如电子健康教育等工具，旨在改变可用性考虑，以增加对促进患者、临床医生和电子健康社区之间的沟通和知识交流的重视（Gee 等，2015）。

二、沟通、协调、交接和远程医疗

保证患者安全的目标由有效的护理协调和沟通来支持（Zachary 等，2013）（见本书第 6 章和第 8 章）。在护理的过渡或交接时，会对协调和沟通有大量需求，在这一阶段，参与的成员间分享信息，目的是共享情境意识。护理过渡的时间尺度、协调行为和专业知识分享的范围非常广泛，从几秒钟到几个月（例如，Garrett 和 Caldwell，2009；Jahn Holbrook 和 Caldwell，2019）。在本章中，我们重点讨论分布式信号检测、情境意识和应用于医疗保健的技术的三个具体要素：专业知识协调、交接和基于电子及 ICT（信息与通信技术）的分布式护理服务（也被称为"远程医疗"）。

（一）患者与患者之间的专业知识协调

在许多自我护理任务中，对患者的关注改变了许多护理活动的信号检测、情境意识和系统可用性的重点。根据环境、健康状况的复杂性和护理过程，患者可能会与其他临床医生（如药剂师）进行更有效的互动，因为他们与患者的互动更频繁，所以对药物的相互作用和对药物依从性和有效性的限制有更深刻的认识（Benedict 和 Caldwell，2011）。在临床医生 – 临床医生和患者 – 临床医生的专业知识协调方面已经做了很多研究（Jahn Holbrook，2019），但本章的重点是患者 – 患者专业知识协调这一更独特的情况。

想象一下，一位女性在被诊断为乳腺癌后，经历了手术、化疗和放疗的"癌症之旅"。虽然外科医生、化疗药师或放射肿瘤学家可能能够提供她所经历的治疗的临床信息，但还有其他多种认知、情感、社交和社会学方面的考虑，她可能只能从其他癌症幸存者那里了解到持续的情境意识考虑。例如，如何以及何时采购假发、帽子或其他配件来应对脱发？哪些皮肤护理方法最能帮助解决累积的放射治疗分数所导致的阳光和热敏感问题？是否有认知辅助工具（或者更重要的是，情感支持能力）来解决被称为"化疗脑"的精神敏锐度的丧失？关于健康状况信号检测，哪些是她应该立即向癌症护理团队报告的重要症状或不良反应，哪些是经常受到的影响，可以用不那么紧急的方式解决？在这些和其他环境中，从患者自身的角度出发，收集和分享多个患者的经验，代表了一种独特的信号检测、信息评估和相关情境意识指标，以帮助女性的身体、情感和认知的恢复。

随着消费者层面的信息和信息通信技术的日益普及，患者和护理人员的支持团体不仅能够分享关于他们病情的正式信息和研究报告，而且能够分享关于他们病情的非正式（甚至是默契的）经验，这是其他共享专业知识的社区所描述的共享理解形式（Guinery，2011）。早在 20 世纪 90 年代，阿尔茨海默病患者的非正式护理人员以及从冠状动脉旁路移植（CABG）术中恢复的患者就已经使用了 ICT（信息与通信技术），如 WebTV（Brennan 等，1998；Rogers 等，1999）。这种 ICT（信息与通信技术）使用的临床试验表明，患者更快地恢复到稳定的健康状态，部分原因是共享患者的最佳实践信息，与护士的有效沟通，以及对患者和护理人员的社会情感支持，给予额外的鼓励，即在他们的症状或经历中"他们并不孤单"。

（二）交接

研究交接的人因工程学（HFE）工作主要集中在换班层面的临床医生交接（Furniss 等，2016）和医院内部的部门转移（Apker 等，2014；Fletcher 等，2014）。虽然上述两种交接类型很重要，但还有其他几种对慢性病护理很重要的交接类型（尤其是有患者自我护理任务参与的类型）几乎没有得到关注（Heiden 和 Caldwell，2018）。

一项探索性研究使用半结构化人种志访谈（$n=32$）与创伤性脑损伤（TBI）康复中的专业护理提供者进行交流，有助于确定在患者护理和康复的各个阶段和水平上直接涉及患者任务的护理交接（Heiden 和 Caldwell，2018）。请注意，TBI 被认为是一种慢性病（Masel，2009），并且符合慢性病定义：持续一年或更长时间，需要持续的医疗关注和（或）限制日常生活活动的状况（Warshaw，2006，第 5 页）。该研究确定了以下交接方式：轮班交接、疗程交接、部门交接、设施交接和卫生系统交接。重要的是要注意时间性交接的价值，它支持对单个患者在数月和数年内的慢性护理管理，而不仅仅是在急诊室或病房等环境下，在几分钟到几小时的时间尺度内对多个患者状态的交接（Klein 等，2005；Ye 等，2007）。

在交接时成功地转移所有突出的信息是很罕见的。Heiden 和 Caldwell（2018）发现，当患者从接收机构的卫生系统之外转来时，在交接中更有可能出现信息"丢失"。患者在填补不完整交接（并非所有突出信息都被转移的交接）中"丢失"的信息方面发挥着重要作用。因此，由于所提供的信息不充分，接收信息的临床医生经常需要重新评估患者（换句话说，对健康状况进行额外的信号检测和情况了解）；患者可能也会支持这种重复的信号检测和情况了解，即使他们不知道这些信息没有从一个临床医生提供给另一个临床医生。向多个临床医生重复提供信息会给患者和他们的非正式护理人员带来负担（Caldwell 等，2010；Garrett 和 Caldwell，2009），并且由于人类记忆的局限性，会导致更多的错误（Proctor 和 Van Zandt，2008）。

与 TBI（创伤性脑损伤）相关的护理交接的多样性和差异性展示了作为一个慢性病患者，在目前的医疗系统中游走的复杂性。不足为奇的是，许多患者或他们的非正式护理人员意识到了自己投入了大量的时间来协调和管理所有的护理点（例如，去哪里，看谁，什么时候看）并整合了所有需要的数据（例如，患者过去的程序和症状，患者目前的健康状态）。

（三）远程保健和远程医疗

尽管使用电子 ICT（信息和通信技术）来支持远程医疗服务（被称为"远程医疗"和"远程医学"）通常与基于网络的通信和互联网搜索技术的出现有关，但远程医疗的概念和潜在的好处在 20 世纪 70 年代就已经被了解和讨论过了（Lehoux 等，2000；Steele 和 Lo，2013）。远程医疗最初被认为是大型的、人口稀少的农村地区的患者获得医疗和护理的一种手段。因此，远程医疗的概念是专门用来提高患者向临床医生发出健康状况信号的频率和速度的，对于他们来说，长途远行是不可行的。

为了帮助那些不能定期进入正规医疗机构的患者和他们的非正式护理人员，已经制订了各种远程医疗措施；这些措施的作用是强调患者的自我护理任务和技能（Brennan 等，1998；Powell 等，2016）（见本书第5 章）。远程医疗和远程保健已经越来越多地用于帮助那些因身体残疾、认知障碍和社会问题而被隔离的患者（Girard，2007）。事实也表明，使用它并不需要使用现有的最先进的 ICT（信息和通信技术）工具（Brennan 等，1998）：改进远程医疗支持的目标是在自我护理任务中能够改进信号检测和情境意识，而不是简单地使用某种特定的技术。

远程医疗的可用性代表了患者和护理团队自我护理任务的医疗工具设计的一个重要因素。使用早期互联网和社交媒体工具（如 WebTV）的患者能够利用系统的开发过程，专门解决个人、护理团队和社区用户的需求。由此产生的护理任务包括社区护理人员之间的发展、信息共享和支持，以及患者、他们的护理人员和远程保健护士之间的互动，在这些环境中，患者或护理人员没有机会离开家进行面对面的交流（Brennan 等，1998）。

三、患者自我护理的专业知识

在一个广义的、受人为因素影响的专业知识的概念中，并不能够只简单地关注特定领域的事实知识，也不能只关注在各种环境和背景下成功完成复杂任务的能力（Ericsson 和 Smith，1991；Garrett 等，2009）。有效识别环境条件（如信号检测）、将这些条件整合到任务执行要求中（如情境意识）以及有效地使用相关工具完成这些任务（如系统可用性），是专家展示其专业知识的关键方式（Endsley，1995；Endsley 等，2003）。

本节讨论了患者自我护理专业知识的三个关键观点：①患者是其病情、环境、干预和医疗资源的专业知识的来源；②协助患者成为管理其慢性病的"专家"（自我管理）的培训项目；③利用信息资源（如医疗网站、社交论坛）来自我描述和自我护理，尤其是不常见的疾病。请注意，尽管我们在本次讨论中强调了患者是专家，但我们也考虑了非正式护理人员（如家庭成员）作为专家的作用（Holden 等，2015）。当患者的认知健康受损（如痴呆或创伤性脑损伤）时，这些非正式护理人员作为患者的关键健康状况信号和患者能力变化的来源变得尤为重要（Boustani 等，2011；Heiden 和 Caldwell，2017）。

（一）作为专业知识来源的患者

尽管医学上有很多技术上的改进，但患者仍然是数据的来源，尤其是关于他们自己的主观数据的主要来源。这些数据包括疼痛水平（Morone 和 Weiner，2013；Mularski 等，2006）、抑郁评分如 PHQ-9（Kroenke 等，2001）和痴呆症状监测（Monahan 等，2012，2014）。这些数据试图产生有意义的信息，让临床医生和患者了解有关他们健康状况的信号。当然，这也出现了一个挑战，特定术语、医学文献参考甚至探究问题的措辞都可能增加医务人员和患者之间对患者状况和任务的情况认识和理解的差异（Douglas 和 Caldwell，2011；Tattersall，2002）。此外，为了有效应对和管理治疗，患者必须从临床医生的医学角度至少了解关于其疾病的一些事实，以便在临床医生和患者之间进行有效的信息共享和情境意识（Heiden，2018；Heiden 和 Caldwell，2017）。

预期情境意识和专业知识的要素不会全部存在于一个人身上，也不可能存在于与特定疾病有关的领域知识的声明描述中。基于 Garrett 及其同事（2009）的工作，我们可以考虑在社会技术任务背景下的六个不同维度的专业知识：①主题；②情境背景；③界面工具；④专家识别；⑤沟通；⑥信息流路径（Caldwell，2005；Garrett 等，2009）。正如本章所强调的那样，患者的自我护理任务的背景、对多个临床医生和患者的知识来源的识别和有效整合，以及支持患者任务的界面的适当设计和可用性，都是支持患者自我护理的分散性专业知识的重要组成部分。

例如，将患者自我护理任务和 ICT 工具（如动态血糖监测仪）纳入到护理决策中，体现了对个人和团队绩效水平专业知识的多维度考虑（Pickup 等，2011；Sharon，2017）。

（二）管理慢性病的专家型患者

患者自我管理项目（如 CCM 提出的项目）有力地表明了一个框架，在该框架中，患者被视为其自身医疗保健表现中的积极主动和知识丰富的参与者。随着经验积累和学习，患者有望变得更加熟练，能够做体力劳动，并保持情境意识，以改善自身健康状况（Bodenheimer 等，2002a，2002b）。例如，患者可以使用自我管理工具来监测自己的状态（如血压监测），跟踪一段时间内的数值并记录下来，与护理团队分享。如果患者感觉他们的血压值始终高于预定的范围，则可能促使他们采取措施护理自己（例如，调节运动、饮食，或者联系其临床医生）。

正如上文在六维专业知识框架中所述（Garrett 等，2009），这些类型的熟练表现表明患者在情境识别、界面工具使用和健康状况领域知识等方面的信号检测和情境意识得到了改善。当患者可以与合适的专业临床医生共享相关状况信息时，患者的自我护理工作可以帮助支持和护理团队成员共享情境意识（Endsley，1995）。患者有效共享信息和交流相关健康状况信息将显示出专家鉴别和沟通的有效性；获得临床医生、患者和通信技术工具界面之间共享的相关信息，代表着使用适当的信息流途径的专业知识在不断增长。

在应对慢性病的过程中，对自我效能的考虑和积极主动的自我护理在"专家型患者"的概念中得到了认可（Tattersall，2002；Taylor 和Bury，2007）。在这个概念中，存在患者贡献的专业知识和与慢性病生活过程相关的数据整合的多种因素。至少承认了患者在其自身护理和健康状况中确实发挥了积极作用，有助于参与并改善其健康状况，其中包括症状管理（Tattersall，2002）和药物管理（Mickelson 等，2016）。尤其是当出现碎片化的临床护理或受到不同专业临床医生的多次交接时，患者或其非正式护理人员可能承担着保持信息协调和跨临床医生群体的共享情境意识的主要责任（Heiden 和 Caldwell，2018）。这并不意味着医疗保健专业人员不再像有时所暗示的那样，在慢性病的医疗保健提供中发挥作用（Taylor 和 Bury，2007）。从这个意义上讲，患者的自我主张代表了一种管理重要的健康状况信号的自我保健技能，对不同的临床医生有不同的意义。

以患者为导向的形式呈现与患者健康状况和自我护理任务相关的重要信息，有助于患者通过提高健康素养来成功完成信号检测和情境意识（理解和参与）任务（Douglas 和 Caldwell，2011；Morrow 等，2006）。此外，通过增加患者在互联网资源获取医疗信息、共享患者经验，甚至研究结果的访问等级（非医学专家），可以为患者和临床医生提供更多形式的专业知识和医学相关信号。下一节将举例说明在一系列自我护理和专家患者环境中，增加患者访问和知识共享（包括提高与医疗信息有关的情境意识）是如何发挥作用的。

（三）利用互联网资源自我护理

尽管假定患者拜访临床医生是为了获取专业医学知识，但在有些情况下，患者的健康状况会改变这种交流和情境意识共享的流程。在线医学信息和分析的可用价值（如电子期刊、专业检索如 Google Scholar）或研究团体（如 ResearchGate）可以进一步丰富患者根据其病情发展的专业知识的能力（见本书第 13 章）。例如，面容失认症或脸盲的概念长期以来被认为是一种罕见的医学异常，医学文献中仅报道了少数病例，而且几乎所有病例均由急性创伤引起（Leibach，2016）。Oliver Sacks（他本人就是严重的脸盲和路盲）在 1985 年写了一个医学病历，这个案历被普遍称为"男人错把妻子当帽子"（Sacks，2010），在这之前人们很少或根本没有将面容失认症视为一种常见的慢性病。由于在脸盲症患者之间的在线社交网络交流，其发病率现在被认为达到成年人口的 2% 以上

（Leibach，2016）。

　　纤维肌痛的历史或许更能给人以启发，这种疾病综合征直到 20 世纪 80 年代才被发现。纤维肌痛经常与其他全身综合征如 Epstein-Barr 或莱姆病混淆，甚至被认为是精神类疾病（Goldenberg，1999）。纤维肌痛可能使人极度虚弱，但它却没有明确定义的客观或工具数据"信号"；而临床医生必须依靠患者对感知疼痛的主观报告。主要信号检测和情境意识过程成为了患者自助社区之间的在线信息交流。脸盲和纤维肌痛都证明了内容、背景、信号检测过程和共享情境意识之间的相互作用，并增加了对这些慢性病患者的支持。

四、自我保健和慢性病护理的未来

　　如上所述，管理慢性病的挑战包括适当地检测相关的健康信号，执行情境意识任务以了解这些信号并获得设计良好的设备（如信息和通信技术），以增加可用性，实现预期的健康目标。

　　通过使用自我保健设备，检测和收集健康信息的能力有大幅提高的潜力，但同时也存在着巨大的风险。移动智能手机设备（如 iPhone）和专门的健康设备（如 Fitbit）使患者收集和跟踪自己的医疗和健康数据的能力有了显著的进步（见本书第 12 章）。这些设备大幅度地增加了自我保健数据的可用性，用于信号检测和对患者状况的了解。利用这些数据的行为被描述为"量化的自我"（Gimpel 等，2013；Sharon，2017；Swan，2009）。然而，如果收集的健康信号数据没有以患者能够理解或使用的方式呈现，人们对这些设备的可用性以及在情境意识方面取得的成果表示担忧（Evans 等，2016；Martinez 等，2018；Sun 等，2018）。

　　患者自我护理的进展包括帮助 1 型和 2 型糖尿病患者的系统，收集和监测他们的血糖水平，增加患者和临床医生的情境意识和信号检测

（Pickup 等，2011；Wu 等，2017）。Wu 等（2017）确定的关于这些信号检测和情境意识考虑的"自我管理"任务受到系统可用性的显著影响；作者建议在未来移动健康应用程序的设计中更多地考虑这些问题。

可用的设备和软件应用的出现，可以提供与患者的情境意识需求相适应的医疗保健信号，用于自我护理，这表明这种以患者为中心的数据可以成为患者健康记录中一个越来越重要的组成部分。正如一些研究表明的那样，通过患者的自我护理任务进行信号检测可以成为慢性病管理的有效形式（Sun 等，2018；Wu 等，2017）。精准医疗是一个新兴领域，可能有助于有效利用各种可用的患者数据，实现订制化护理，将每个人的环境、经验、遗传、营养和生理表现的独特组合纳入其中（Jahn 等，2018）。未来需要在精准医疗和自我护理的这个交叉点上开展工作，因为从基因组遗传到个人对环境条件的反应等数据源的几乎连续的信号会大大超过医护人员和患者的信号检测和感知能力。

（一）以患者为中心的医疗机构模式

对慢性病管理和医疗服务的设计和实施的研究，已经开始关注以患者为中心的医疗机构（PCMH）模式。然而，患者和临床医生之间的共同情境意识和专业知识协调会受到不同背景、目标和优先事项的影响，这将影响颗粒接触传热模型 PCHM 工具和健康状况数据的感知可用性。理想情况下，患者和临床医生都会认识到各自都在为提高理解力贡献互补的信号，在多个临床医生类型中分享以患者为中心和理解的数据，致力于改善健康状况和医疗成本效益（Pourat 等，2015；Rosenthal 等，2016；Yoon 等，2015）。

（二）医疗和个人健康记录

情境意识要求用户清楚地了解提供世界状态信号的数据，以及如何利用这些信号来做出有效的决定和执行适当的任务（Endsley 等，2003）。因此，准确的健康记录应该是患者和临床医生的首要任务。然而，患者和临床医生对临床医生维护的环境监测的访问权、所有权和审查权存在分歧（Vallette 和 Caldwell，2013）。此外，因为许多患者没有足够的健康知识来理解临床医生维护的环境监测中提供的健康数据，所以还有一个关于情境意识和可用性的挑战（Douglas 和 Caldwell，2011）。

相比之下，积极的患者自我护理任务可以用来产生丰富的个人健康记录（PHR）数据 [包括通过使用移动健康设备和软件应用（见本书第5章）]。一些研究专门研究了临床医生"开具"移动设备应用程序的使用，以帮助患者通过自我护理任务监测和管理慢性病（Lopez 等，2018；Wu 等，2017）。在这种情况下的成功使用不仅与由此产生的 PHR 数据的患者可用性有关，而且在访问初级保健、专家或紧急医疗服务之间，对健康状况信号的可用性和情况认识更加一致。改善患者的理解和情境意识也可以提高患者在慢性病管理团队的多个临床医生之间协调和分享相关 PHR 信号的能力。这可能是未来改善护理协调和患者自我护理任务可用性的一个重要领域。

五、一个自我保健的典范

下面的例子说明了信号检测、情境意识和可用性如何影响自我护理。

站在摆满糖果的休息室桌子前，Jan 叹了口气，喃喃地说："糖尿病。"Jordan 注意到了 Jan 的不适，并分享说："我希望我没有太过分，甜点对于我的家人来说也很难。我最小的孩子，Sam，几年前被诊断出患有 1 型糖尿病。现在他正在使用最新的连续葡萄糖监测系统和软件。"Jordan 掏出他的智能手机，从主页上打开一个应用程序并说道："看到了吗，这些是他过去一周的血糖水平，而且更容易实时阅读，用颜色来表示他在目标范围内的频率。学校的护士和我都在这个应用程序上作为'可信赖的追随者'，如果他的血糖值过低或过高，我们就会收到警报。它已经使我们免于去了一次急诊室，我们的药剂师帮助我们设置了正确的葡萄糖水平以发出警报。"

"哦，健康提示是一个救命稻草，"Jo 在谈话中补充道，"我现在已经无癌症一年了，但我真的不明白'化疗脑'会对我的短期记忆产生多大的影响。我的同行癌症支持小组也帮我在智能手机上整理了一些提醒。医生试图给我看，但当你在化疗中很难记住指示。这些提醒使我意识到我什么时候忘记服用药物，而且我可以在下次就诊时添加注释与肿瘤医生分享。这些提醒帮助我们发现我有不良反应，然后我的医生降低了剂量。"

上述示例中的人为因素概念包括以下内容。

- 信号检测：Sam 的血糖水平提醒；Jordan 的药物备忘录提醒。
- 情境意识：发送给 Jordan 和学校护士的远程警报；Jo 的提醒警报；Jan 可能缺乏对饼干是否可以吃的情况认识。
- 可用性：智能手机应用程序的设计使 Sam 和 Jordan 能够阅读显示内容并设置个人警报；Jo 能够使用提醒功能，尽管化疗使其功能受损。

六、总结和建议

在过去的 100 年里，患者作为自己健康护理的积极参与者和自我护理任务的重要执行者的角色已经发生了很大的变化。对信号检测和情境意识的 HFE 考虑，以及提高系统可用性的 HFE 方法（见本书第 10 章），为医疗工具和过程的改进做出了贡献。患者的自我保健任务是 HFE 工作的一个合适和重要的焦点，特别是越来越多的消费者设备旨在协助生成和监测保健数据并作为描述患者健康状况的重要信号。

　　患者的健康知识有限，患者和临床医生之间的共同情境意识差，会降低患者有效参与帮助改善和维持健康状况的能力（DeWalt 等，2004；Osborn 等，2011）。新的医疗护理方法，如 CCM 和 PCMH，代表了在跨越数月或数年的多次护理访问中整合患者和临床医生情况的机会（NIH，2011）。因此，建议未来工作的一个领域是研究医疗保健交接的复杂性，以了解患者在管理多个临床医生专业领域信号的数据方面的角色和责任，以及由个人健康设备和应用程序产生的信号和由患者自己管理的信号。

　　与健康有关的情境意识不仅仅是处理和理解输入临床医生维护的 EMR 中的患者的正式测试结果。患者和临床医生之间有意义的信息的成功交流包括：主观信号的整合（如主观疼痛报告），能够提高患者与临床医生之间沟通的可用性的工具、能够提高患者自我护理任务的可用性的工具。这种正式 EMR 和 PHR 数据的整合是未来工作的另一个有价值的领域。整合信号（对患者和临床医生都有意义）的过程和由此产生的系统的可用性应该用来帮助患者管理和改善他们的健康状况。个人层面的患者自我护理任务和患者社区之间的知识共享对于发展患者的情境意识非常重要，这种意识得到了来自所有数据源、易于获取和解释的健康状态信号的支持。

致谢

　　本研究的部分内容得到了普渡大学工业工程学院、普渡大学博士生奖学金（第二和第三作者）和美国国家科学基金会研究生研究奖学金计划（批准号 DGE-1333468：第三作者）的支持。

第 8 章　患者参与安全工作：患者是最终的利益相关者

Elizabeth Lerner Papautsky　著

目前，患者参与自己的护理被认为是解决医疗事故的众多安全干预措施之一，医疗事故是美国第三大死亡原因（Makary 和 Daniel，2016）。Leape（2004）指出，"作为该护理的最终接受者，我们（公众）在这项事业中都有利益关系"（第 11 页）。的确，患者是医疗服务的最终利益相关者，因为他们的损失最大。作为 2007 年美国国家患者安全目标的一部分，美国联合委员会要求医疗机构"鼓励患者积极参与自己的护理工作，作为一项患者安全策略"（美国联合委员会，2008）。这项规定推动了对患者参与安全工作的研究。现在，患者处于影响和监督其安全的位置的想法已经积累了足够的研究证据，它不再是一个问题，而是答案的一部分（Berger 等，2014）。

患者（可能还有他们的非正式照顾者，如家人和朋友）和公众积极参与他们的健康和医疗保健，而不是被动地接受，这是普遍接受的患者参与的定义（Coulter，2011）。或者对患者参与的更详细描述和相关术语的比较，如以患者和家庭为中心的护理和患者激活，读者可以参考Carman 等（2013）的患者参与框架。患者安全是指"免于意外（或可预防的）伤害"（AHRQ，2019；Kohn 等，1999），不仅包括结果，还包括护理的过程和结构。与最近关于这一主题的出版物一致（Boggan，2019；Sharma 等，2018），笔者将使用患者参与安全工作（patient engagement in safety）这一术语。

虽然临床医生对诊断和治疗的科学知识有很深入的了解，但患者才是对自己的身体和疾病有经验的人，对自己的身体以及在整个护理过程中的连续性了解更多（Papautsky，2019）（见本书第 7 章）。鉴于他们是整个护理过程中唯一的常量（Wright，2019），"患者和与他们相处过的人，最能收集数据和保持观察"（世界卫生组织，2007）。

一、患者在报告错误方面的作用

患者和非正式护理人员可以通过直接报告护理偏差、不良事件和已经发生的伤害来参与安全工作。报告主要在成人住院环境（Armitage 等，2018；Weingart 等，2005；Weissman 等，2008）和急诊科（Friedman 等，2008）的研究中讨论。Khan 等（2017，2016）也在儿科住院环境中做了工作。例如，他们描述了一个家长报告的护理偏差，即尽管家长报告了呼吸道症状，但对肺部积水患者的治疗却延迟了 12 小时（Khan 等，2017）。其他报告描述了漏诊和用药错误。研究表明，患者和家属的安全担忧不仅是有效的，更是独特的。例如，他们在 2017 年的研究发现，家属可靠地报告了高于临床医生的额外 16% 的错误和 10% 的不良事件（Khan 等，2017）。将这项工作扩展到一个正在进行的以患者和家属为中心的多地点项目可以改善患者 / 家属和临床医生在查房期间和查房后的沟通。一项名为 I-PASS 的干预措施是由家属和其他利益相关者共同制作的。I-PASS 在美国 7 家医院的儿科病房实施，研究结果表明，通过系统地让家属参与沟通，有害的医疗错误减少了 38%（Haskell，2018；Khan，2018；Khan 等，2018）。

包括范德比尔特大学医疗中心的人为因素研究人员和医疗专业人员在内的多学科研究小组一直在研究和描述患者和家属报告的非常规事件。非常规事件是指在护理过程中发生的任何偏离最佳护理的事件。这些研究收集了多个临床环境的报道，其中包括成人和儿童肿瘤学、成人门诊手术、儿童心脏手术和心导管手术（Cleary 等，2017；Tippey 等，2018；Troy 等，2016）。他们的研究结果还表明，患者和家属是报告护理偏差的宝贵和潜在的独特信息来源，这些偏差不仅造成心理痛苦，影响满意度，还有安全和伤害的风险。此外，患者报告的信息与他们的护理医疗团队报告的信息几乎没有重叠（Anders，2016）。

二、患者参与安全工作的人为因素视角

自然主义决策和分布式认知的理论为人因科学提供了研究认知工作的视角和方法（见本书第 2 章）。这种研究传统上侧重于那些在自然环境下进行有目的的活动的专家。患者的认知工作也是在自然环境下进行的。不仅患者的环境在整个护理过程中各不相同，而且患者的因素也各不相同，其中包括健康知识、文化、社会经济地位、技术获取、工作和生活环境、目标、偏好、态度、信仰和信息需求。为了描述患者参与安全工作的机会和障碍，并为专门定制的干预措施提供信息，研究人员需要对这些因素进行研究和考虑。

患者工效学强调应用人因科学来支持患者在临床环境内外（家庭、工作和社区）的健康背景下的工作——或称"日常生活背景"——并且考虑患者因素。为了总结最近在患者工效学方面的努力，Holden 等（2020）对 2007—2017 年期间的会议出版物进行了摸底审查。该回顾包括研究与安全、知识和自我护理相关的护理过程。有几项研究涉及慢性病患者的用药安全，如糖尿病（Lippa 等，2008；Lippa 和 Klein，2008）和心力衰竭（Mickelson 和 Holden，2013）。值得注意的是，作者提到关于患者决策的研究很少。决策涉及管理具有意义和功能的信息的认知工作，这可能具有安全意义。在下面的讨论中，我们提出了一个在参与安

全工作过程中患者认知工作的框架。该框架通过拥有、获取、寻求、应用和分享患者持有的信息，将患者定位为信息空间的中心。

为了说明这一点，我们提出了一个关于 Dunbar 夫人的案例研究，她是一个外科患者并且她的护理发生在住院患者、家庭和门诊环境中（框 8-1）。随着护理环境在临床环境之外的转变，更多的信息仍然由患者掌握，突出了患者在信息空间中的核心作用。

框 8-1 外科患者 Dunbar 夫人的案例研究

住院环境：Dunbar 夫人做了手术，并在医院里待了 3 天进行术后护理。她的丈夫睡在房间里提供的抽拉式沙发上。在医院里，临床医生对她进行监测、评估和观察，服用镇痛药物，并提供伤口护理、协助上厕所和身体活动，以及物理和职业治疗。Dunbar 夫人只需要报告疼痛程度（1~10 分），以及她对身体和心理状态的看法（例如，你感觉如何？）。在她住院期间，Dunbar 夫人和她的丈夫可以监测用药安全、跌倒、紧急状况（呼吸和心血管），以及不同班次（临床医生和时间）的基线的潜在变化。然而，大部分的临床相关信息是由临床医生掌握的。

家庭环境：根据出院指示并在她丈夫的帮助下，Dunbar 夫人在家中根据时间表自行管理多种药物（镇痛药、血液稀释药、大便软化剂和其他药物）、进行伤口护理（清洁和包扎）、上厕所、淋浴，并在她的卧室周围短距离散步。通过记录她的能量水平和伤口愈合情况，Dunbar 夫人评估了她的康复趋势。此外，Dunbar 夫人还需要监测血凝块和感染迹象。为了监测感染情况，她得到了一份与手术部位的外观和温度以及体温升高有关的迹象清单。她通过打电话、发电子邮件和发送手术部位的照片（临床医生缺少重要的感知线索，如温度和"感觉"）来决定是否以及何时向外科医生报告担忧。此时，大部分的信息空间都是由患者掌握的，包括家庭环境、用药依从性、正确和卫生的伤口护理方法，以及未报告的体征和症状。当 Dunbar 夫人在家里疗养时，她管理着不确定性，并对何时采取行动做出决定——所有这些都没有经过医学培训。

门诊环境：在家待了一周后，Dunbar 夫人在丈夫的陪同下，回到她的外科医生处进行术后预约。护士测量生命体征并询问疼痛等级；外科医生检查手术部位。外科医生询问 Dunbar 夫人的感觉如何，她是否有任何问题或担忧，以及她对身体和心理状态的看法。在这个例子中，外科医生掌握了识别感染或血凝块的感知线索，减轻了直接的安全问题。然而，许多信息在外科医生检查时可能并不明显，仍然是患者才知道的信息（如关于家庭环境、用药依从性，以及体征和症状）。

三、患者是信息空间的核心

Hutchins（1995）以飞机驾驶舱为例进行了概念化，分布式认知理论指出，认知任务是由具有不同角色和专长的一群行动者承担的。更具体地说，认知系统的结构和过程分布在一群个体的头脑、空间和时间中，包括内部（在头脑中）和外部（在世界中）的表述和人工制品（Zhang和Patel，2006）。长期以来，人们都认为患者的信息分布（分散）在临床医生、技术和人工制品（如临床医生的角色和团队，以及电子健康记录等技术的内部和之间）之间。Lippa等（2015，2016a，2016b，2017）在其有关多发性硬化症管理中患者与临床医生互动的共同决策的人为因素研究中，将分布式认知的构建扩展到了患者身上。作者认为，疾病史和症状等信息是由患者掌握的，因此，有时只有患者才有特权获得这些信息。这些研究挑战了医学认知以临床医生为中心的传统概念，并证明了患者与临床医生之间的相互依赖（见本书第6章和第7章）。分布式认知指出了一个分析单位，其中包括患者在目标指导下的协调活动以及与临床医生的互动（Hazlehurst等，2008）。因此，鉴于患者管理特权信息，他们不仅是工作系统的中心，而且是信息空间的中心。

患者持有的信息可以作为自己的经验而存在，但也可以寻求、收集、分享和应用，以便跨越时间和空间为决策提供信息。这种认知工作可能具有安全意义。图8-1表示患者是信息空间的中心，这个信息空间分散在多个跨专业的临床医生中。在这个中心角色中，患者通过管理与安全相关的信息为他们的安全做出贡献。

（一）患者拥有和获取信息

患者（和非正式护理人员）通过观察他们自身、自己的状况以及他们在护理连续过程中的空间和时间来拥有和获得信息。这些观察包括历史信息，包括对他们身体的体验（Pierret，2003）和他们病情的发展轨迹（Holman和Lorig，2004）。特别是在英国，"患者的专业知识"这一术语被用来表达患者不仅仅是医疗服务的消费者，而是通过拥有深刻

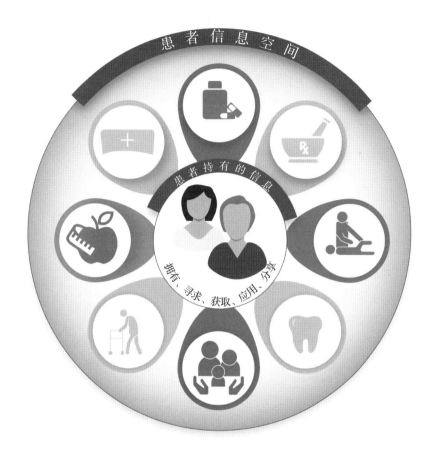

图 8-1　患者（和护理人员）是分散在多个跨专业临床医生中的信息空间的核心（由伊利诺伊大学芝加哥分校生物医学可视化硕士 Danielle Robinson 创作）

的知识而成为健康的生产者（Tattersall，2002）。Lippa 等（2008）认为，患者通过实践获得的问题检测技能和策略可能是熟练或专家表现的标志。例如，慢性病患者能够发现问题，并采取适当的行动来解决这些问题，以及适应不断变化的环境，这是他们在疾病上的经验所决定的（Bodenheimer 等，2002）。

　　患者持有信息的例子包括显性知识，如用药和治疗依从性状况（例如，我没有每天服用血压药）；程序性知识，如自我护理和信息管理过程和策略（例如，这是我记录所有药物的方法）；隐性知识，包括生理和心理基线以及与基线的偏差（例如，我在上周感觉比平时更疲劳；手术部位看起来比昨天更刺激）；以及症状现象学（例如，这是我体验偏头痛的方法）。

（二）患者积极寻求信息

患者可以决定是否在互联网和图书馆中积极寻找和收集有关他们健康的信息。许多文献研究了患者的信息寻求行为，特别是围绕复杂和严重的疾病，如癌症、糖尿病和心血管疾病。寻求信息的动机可能是需要决定治疗方案，以及让自己了解疾病的机制、进展以及管理。一方面，错误的信息和对确认偏差的脆弱性可能会危害患者的安全（Meppelink等，2019）；另一方面，通过积极寻求信息，患者可以更加了解自己的病情，使他们能够参与到自己的安全工作中（Househ等，2014）。

1. 参与互联网和在线患者社区的信息交流　除外临床环境和传统医学文献，如在互联网上，存在一些有用且相关的信息，能够指导和提供安全且适当的护理服务。有许多例子表明，患者找到的信息在提供护理服务、效果和安全方面起到了作用。例如，在被诊断为Ⅳ期肾细胞癌后，deBronkart（2013）访问了癌症在线资源协会（ACOR）的网站，发现了一种最初没有提供给他的实验性治疗。在整个治疗过程中，他继续接触特定疾病的在线患者社区，以了解传统医学文献中没有涉及的治疗不良反应。在 deBronkart 被诊断后的 13 年里，他活得很好。他的经历成为患者倡导运动的动力，通过成为电子患者——有条件、有参与、有授权的、有能力的患者，使患者能够参与他们的健康信息（Riggare，2018）。同样，Kushniruk（2019），一位健康信息学和人因学专家，描述了在互联网上寻找患者和护理人员的信息如何拯救了他的生命。他讲述了他通过互联网资源找到有效的治疗方法的过程，随后又为他最初被告知预后不佳的癌症的康复导航（Kushniruk，2019）。这样的故事并不独特。然而，它们很少被收录到学术文献中。在为 BMJ 撰写的一篇文章中，另一位电子患者 Riggare（2018）认为，患者通过获取信息来制订战略，以提高他们的幸福感。Riggare 自己在图书馆进行了关于她的症状的研究，并利用它来积极寻求帕金森病的诊断，随后制订策略来管理她的疾病（Riggare，2018）。这些例子强调了寻求信息是获得自己疾病的专业知识的一种方式。虽然这些例子与安全结果没有直接关系，但它们强调了这样一个观点：患者找到的信息使患者通过寻找合适的卫生专业人员、提出正确的问题、选择治疗方法、了解和管理风险以及更有效地管理自己的疾病来参与安全工作。

截至 2019 年，估计约有 72% 的美国人使用社交媒体（皮尤研究中心，2019）。Facebook 和 Twitter 等社交媒体平台上的在线患者社区是支持的来源和信息共享的空间；例子包括脑瘤社交媒体（#BTSM）、乳腺癌社交媒体（#BCSM）、青年生存联盟、乳腺癌直言不讳、像我一样的患者和 Mayo 诊所连接。分布在各地的患者可以分享生活经验、治疗方案、自我护理管理的建议和康复的提示。对这些社区的参与可以从被动观察到主动询问和回应。Young（2013）分享了建立和维持在线健康社区的有效策略。许多在线患者社区是由患者管理的，但整合临床医生（和其他专家）对患者安全至关重要，他们可以向社区提供基于证据的信息并对出现的错误信息进行监控。

2. 接触私人健康信息　通过面向患者的健康信息技术，如患者门户（也称为个人健康记录和患者可访问的健康记录），患者参与其个人健康信息的机会越来越多（见本书第 5 章）。患者门户是电子病历面向患者的一面，它的目的是通过信息传递帮助远程交流，传递测试结果，跟踪预约等功能。由于住院护理环境容易出现较高的医疗错误风险，Kelly 等对住院患者门户的使用进行了系统回顾（2018）。作者发现，患者、护理人员和临床医生认为患者门户是通过患者和护理人员识别和拦截医疗错误来改善患者安全的机会，特别是对于儿科人群。此外，临床医生认为，患者门户网站是向患者提供有关用药安全以及其他安全和预防主题信息的媒介。最近的一项研究是在一个学术医疗中心的 6 个急性护理单位实施的，这是一个具有安全功能的患者门户网站，包括安全教育和提醒、预防跌倒和安全问题报告（Schnock 等，2019）。他们发现患者门户网站的用户具有更高的患者激活水平。截至 2020 年，加州大学旧金山分校医院的患者门户网站提供了对放射学研究图像（X 线片、磁共振成像、计算机断层扫描和一些超声波）的访问。

OpenNotes 是 2010 年在 3 个地点实施的一项创新，现在更加普遍，它邀请患者阅读他们的临床访问记录（见本书第 6 章）。最初，一些医生报告说，他们认为患者的安全得到了提高（同时也提高了患者的参与度）（Delbanco 等，2012）。在一项对 99 名医生和超过 4500 名患者的调查研究中，约 1/4 的医生对他们笔记的准确性表示担忧（Bell 等，2017）。虽然只有 7% 的患者在阅读了他们的笔记后与医生办公室联系，但其中约有 1/4 的患者报告了潜在的安全问题，如这位家庭护理员的报告。

> "（我）只是想确认准确性。我丈夫的笔记上说他有 40 年的背痛（史），但实际上只有 4 年的背痛（史）。当临床医生复制和粘贴时，错误就会不断地传播，除非我们看到我们的笔记，否则这个问题永远不会得到纠正"。

（Bell 等，2017）

现在有 4000 多万美国患者可以访问 OpenNotes，它为患者和护理人员提供了一个机会，使他们能够以前所未有的权限参与信息空间，并通过监测其记录的准确性在安全方面发挥作用。

（三）患者将信息用于决策

人为因素与研究决策者的认知工作联系紧密。人为因素的表现对安全有影响（见本书第 2 章和第 7 章）。像其他高风险工作领域的操作者（如消防员、士兵和飞行员）一样，患者在不确定和复杂的自然环境中做出决定。与这些操作者不同的是，患者可能在没有训练或经验的情况下做决定，但却有一个强烈的隐含目标，即最大限度地提高安全性和有效性。自然决策（naturalistic decision-making，NDM）提供了一个理论视角和研究工具，以研究人们（主要是专家）如何在以不确定性、时间限制和高错误成本为特征的领域中做出决策并执行认知和感知上的复杂工作（Klein，2008）。NDM 方法专注于捕捉和描述知识的获取、内容和在决策中的应用，特别是专注于问题检测、感知、不确定性和风险管理、计划和共同基础等宏观认知过程（Klein 等，2003）。一些研究将 NDM 观点应用于研究患者个人的决策（Lippa 等，2008）。Lippa 等采访了 2 型糖尿病患者，以描述与糖尿病自我管理相关的决策过程和知识。他们发现，糖尿病自我管理"借鉴了不同专业领域专家的认知技能"（Lippa 等，2008）。患者的决策技能会影响到患者的依从性和自我护理，从而影响到下游的结果，如患者安全。

对于慢性病，患者有机会通过经验获得深刻的知识，而急性病则要求患者在没有经验的情况下做出决定。例如，监测术后的感染情况需要注意复杂的感知线索（如手术部位发红、发热或有触痛），而无须接受医学培训。此外，通过选择是否、何时和如何提出护理要求，患者对紧急程度作出判断，这可能是生与死的区别（如败血症的诊断和管理）。

（四）患者分享信息

有效的沟通是安全的核心。传统来讲，研究的重点是临床医生之间的信息传递，但患者与临床医生的沟通也很重要（见本书第 6 章）。患者可以通过面对面或以技术为媒介（如患者门户网站、电子邮件、短信和电话）与临床医生互动，来分享特权信息。

1. 临床医生对患者的引导　为了服务于有效的决策和更安全的护理，临床医生认为患者是临床相关信息的来源。临床医生如何与患者合作，在提供护理安全方面有所作为？我们在"患者安全中的患者"专题讨论会上向急诊医生、家庭医生和执业护士提出了这个问题。临床医生将患者作为安全伙伴（Papautsky 等，2019）。Gruss 博士（高级执业护士）讨论了一个案例，她从一位寻求生育咨询的患者那里了解到该患者有大量辐射暴露史。这一信息可能不会在传统病史记录中提到，但却致使她需要与其他专业人士协商，以制订一个更安全和更有针对性的护理计划。小组成员讨论了患者持有信息的其他例子，如生活史、基线和以前分享的抱怨，作为提供更安全护理的必要条件（Papautsky 等，2019）。有必要确定临床医生通过信息征询与患者合作最受益的领域，并在研究中优先考虑这些领域。

Weiner 和 Schwartz 在他们对患者与医生的初级护理接触的研究中，强调医生需要引出 EHR 中经常缺失的个别患者背景因素（生活环境和偏好），以防止背景错误（Weiner 等，2010，2016）。情境错误被定义为根据患者的情况或生活背景制订的不适当的护理计划，这可能导致不良后果。相关工作研究了使用消费者健康技术提供患者生成的情境因素，以告知个性化护理的障碍和促进因素（Holt 等，2019）。即使在重症监护中，临床医生也会从患者的家人那里寻求信息，如新的信息或者患者不寻常的行为、过敏信息和偏好喜好等，其方式可能是临时的或非正式的（Papautsky 等，2017）。患者提供的临床相关信息会反映更全面的临床情况，为更合适的治疗计划提供信息，并改善患者的安全和健康状况（Mackay，2015）。

2. **患者产生的健康数据**　患者的信息共享可以通过技术来实现，包括但不限于可能与 EHR 整合的自我监测技术。患者生成的健康数据（patient-generated health data，PGHD）是在临床接触之外"由患者创建、记录或收集的"（HealthIT.gov，2018），现在被应用于临床实践，以提供更完整的临床情况（Estabrooks 等，2012）。PGHD 的范围包括从生物测量数据（如心率、血糖和血压）到生活方式行为（如，运动和饮食），再到对健康状况的主观解释（如表明偏头痛的症状）。PGHD 有别于其他临床数据，因为它们是由患者驱动的——由患者记录、采集和分享。一些实体正在制订政策，通过患者门户捕获或由患者输入并通过 EHR 提供给临床医生，系统地分享 PGHD（如 HealthIT.gov，2018）。然而，对 PGHD 技术的用户需求（患者和临床医生）的研究还很匮乏。

3. **患者（和照顾者）参与信息交流**　患者和照顾者参与信息共享有利于彼此之间形成共同点，并促进发现和提出问题。以家庭为中心的查房，在儿科临床环境中普遍存在，是患者合作的一个例子，是患者安全的组成部分（Xie 等，2015）。事实上，查房是一个独特的机会，让家属同时与多个护理专业人员接触。床边的换班报告或新生儿重症监护室中以家庭为中心的护理交接也能提供类似的好处（Griffin，2010）。尽管有证据表明，以家庭为中心的查房和护理交接对于协作和患者安全是十分有好处的，但这种方式目前并非医院系统内成人护理的标准做法。特别是对于长期住院的复杂患者，他们的护理十分分散，以家属为中心的查房和交接可以提供一个机会，以确保避免相关的患者信息落空（医疗错误的一个常见原因）。

四、患者与医生的合作

患者参与安全工作需要文化方面的转变。鉴于患者和他们的临床医生之间的相互依赖性，患者应该被视为他们护理团队中的合作伙伴或团队成员。将患者视为团队成员，就有机会将人为因素的团队工作模式和方法扩展到患者 – 医生团队。应特别关注与有效的团队工作相关的过程，如协调、沟通、共同基础和目标设定（Marks 等，2001）。此外，团队研究的重点是正式的（如外科团队和特定专业团队）而不是临时的团队。然而，针对患者的护理团队成员因患者而异（在专业、角色和个人方面）。即使角色保持不变，具体的个人也可能随着时间的推移而改变（如作为轮班或任务变化的功能）。因此，尽管被称为团队，针对患者的护理团队也有可能不会表现出通常人们定义的团队精神。

复杂的护理，如癌症护理，是由多个跨专业团队（如肿瘤学、放射学、外科、社会工作、物理治疗和牙科）组成的。最近一篇关于提供协调的癌症护理的文章称，患者是"团队中的统一成员"（Henry 等，2016）。作者明确指出，没有一个人拥有完整的临床情况。然而，有效的跨专业协作实践（更不用说包括患者）仍然是一个目标，而不是一个现实。有必要制订解决方案，支持患者和跨专业临床医生管理和整合数据、信息和知识的需求，为安全治疗服务。

五、建议

如何让患者参与并支持其参与安全工作？应该告知患者，他们有能力参与安全工作，而且有必要也有机会这样做。应该用基于证据的信息对患者进行风险、自我评估和自我监测策略方面的教育。安全干预措施，包括技术，必须有助于加强和增强患者与医生的关系，而不是取代这种关系。表 8-1 进一步列出了患者通过预防、检测、自我管理和其他活动参与安全工作的机会，并列出了实例、干预类型和患者工效学的注意事项。

表 8-1　患者参与安全工作的机会

描 述		举 例	干预类型	患者工效学的考虑因素
预防	感染控制	在受伤或术后进行安全、有效、卫生的伤口护理和坚持用药	患者教育，持续支持以用户为中心的框架和安置	信息框架和安置
	跌倒风险管理	参与跌倒预防实践	关于风险因素和缓解策略的患者教育	设计预防跌倒和通知的工具和技术
检测	异常情况的自我监测	腺癌、睾丸癌、皮肤癌、异常体征和症状	侧重于感知线索的患者教育；患者决策辅助工具	感知线索的识别和判断
	感染的自我监测	与免疫力低下的人群有关；有伤口、手术部位的患者等	安全提醒，如带有感染迹象的短信或电子邮件签名；护士检查	感知线索的识别和判断
	脱水的自我监测	因疾病、怀孕或化疗而出现恶心和呕吐的患者	安全提醒；明确与谁 / 如何联系的程序	身体线索的识别和判断
自我管理	伤口和手术部位护理	洗手、无菌操作	出院时使用培训原则进行患者教育和知识评估；评估的决策支持	将培训原则应用于患者教育，包括知识评估、感知任务的实践操作
自我数据收集	观察、收集、记录和理解自我数据	血糖水平、血压、趋势和模式	手动数据收集策略；消费者移动健康技术	获取患者特征，患者知识和心理模型的状态
沟通	提问；传递信息	接受有关癌症治疗方案的充分信息	患者与医生接触时，为患者提供量身订做的支持（例如，设定议程，需要告诉和询问临床医生哪些内容，提出关切的问题）	共同基础；心理模式

（续表）

	描　述	举　例	干预类型	患者工效学的考虑因素
报告	安全事件报告	住院患者的用药错误	以用户为中心的住院和门诊报告流程和技术	以用户为中心的工具设计
参与研究	让患者作为公民科学家参与患者安全研究	确定研究差距和问题，作为患者的共同调查员，分析数据，共同制订干预措施	不适用	不适用
	让患者参与到安全干预措施的共同制订中	与患者和护理人员共同制订的干预措施	不适用	不适用

　　传统的医学认知模式没有认识到患者和临床医生之间的相互依赖性。然而，能否提供适当和安全的护理，取决于与管理信息相关的患者认知工作是否做到位。如果患者延误了对可疑肿块的检查，错过了发现感染，或中断了治疗方案，就会对他们的安全产生影响。赋予患者权力，让患者参与进来，支持患者－医生团队合作的关键是确保患者和他们的非正式照顾者了解，他们如何以及何时能够支持安全工作，并为他们提供机会和工具来这样做。毕竟，患者是损失最大的人，他们是患者安全的最终利益相关者。

第四篇

患者工效学方法

第 9 章　患者工效学的田野研究法：
访谈、焦点小组、调查及观察

Kathleen Yin　Annie Y. S. Lau　著

　　正如患者工效学的名称所示，解读患者进行的与健康有关的工作是该学科的基石。田野研究法用于解答有关患者主观体验、患者健康相关行为以及影响这些行为背景因素等的问题。田野研究法主要用于理解患者的态度、观点、感受和价值观。另外，多方法研究在寻求全面地理解复杂、多层次的健康现象的项目中也越来越受欢迎（Holden 等，2015；Kelly，2010）。

　　在本章中，我们将考察田野研究法（访谈、焦点小组、调查和观察）在患者工效学中的具体应用过程、在不同情况下的适宜性和影响，以及如何利用该研究方法对结果进行三角化处理以丰富研究结果。

一、访谈

　　访谈是田野研究法的主要内容之一，它是对参与者难以观察到的过往经历、信念和想法进行研究的理想方法。在患者工效学中，访谈在许多情境中应用，从记录患者如何形成新的生活习惯（Hammarlund 等，2017）到患者如何对自我护理进行复杂的思考和感悟（Holden 等，2015）。访谈中至少应该对访谈过程进行录音，另外录像可提供更详细的背景信息，如肢体语言、面部动作，以及被访谈者的行为方式和其与情境障碍的互动（关于非语言数据的更多内容，也可见本书第 6 章）。

根据研究问题的不同，访谈一般分为以下几类。

- **结构化访谈**：研究人员以相同的顺序向每个被访谈者提出相同的问题。这种访谈方法适用于有明确目标的研究项目，这些项目试图从被访谈者那里了解其特定的经历（例如，使用某特定网站上网，去某特定诊所就诊）。结构化访谈所得到的回答是精确的（例如，Ehmen 等在 2012 年对"传送带宽度不足"的研究），且具可操作性，这也使得访谈所得数据易于分析。但由于结构化访谈所得的回答往往缺乏深度，因此，其对于理解复杂现象（如不依从现象的解释原因）并不理想。

- **半结构化访谈**：研究人员创建一个问题清单，但这些提问的确切措辞和顺序可以根据访谈的流程和被访谈者已有的回答而变动。作为患者工效学的热门研究方法，该方法很适合有理论背景但又想探索新概念的项目（例如，了解影响某诊所的患者就医质量感受的背景因素）。这种访谈方法在访谈问题方面有一定程度的灵活性，同时给被访谈者提供了进一步阐述其回答的空间，因此，已被患者工效学的许多研究领域所采用，如研究患者如何在情景障碍和促进者中创建自我护理常规（Bukhave 和 Huniche，2014），并找到降低自我管理效率和使风险增加的情景障碍（Dehghanzadeh，2017）。然而，半结构化访谈需要良好的抽样方法以保证被访谈人群的多样性，并且研究者需要对所有被访谈者保持一致的提问风格。

- **开放式访谈**：研究人员提出的问题很少（通常是 1～3 个），访谈以自然交流的而非问答的形式进行（Murphy 等，1998）。这种访谈方法适用于探索性的项目（Catlin 等，2016）或高度关注个体化的项目（例如，探索罕见遗传病患者的生活体验）。在问答交流中，开放式访谈给予了被访谈者最大的自由度。开放式访谈可以用于评估被访谈者如何理解待诠释的问题，并提供丰富的个人数据和探索个人对过往经历的看法。由于不同参与者的回答可能有很大差异，数据难以分析，且研究结果高度依赖于研究者的人际交流能力，开放式访谈是较少被使用的访谈方法。

在效果最佳的访谈实践中，访谈提纲的设计应参考现有的模型（Holden 等，2015），并于最终确定之前进行实验测试。理性的访谈应运用恰当的抽样策略（通常是目的性抽样，根据预先确定的标准选择被访谈者，以代表研究的目标人群），同时为被访谈者的招募、实际访谈、交通、录音、音频转录和数据分析做足时间和资源的预算。对于开放式访谈，研究人员还需要在访谈的早期（或之前）与被访谈者建立融洽的关系，并能在谈话中适时地提出恰当的后续性问题。建议研究人员在每次访谈中和访谈后及时做好现场记录，从而有利于对被访谈者和对话的背景理解。虽然访谈提供了丰富的个人数据，但这些信息完全是自我性的报告，而且往往是凭记忆叙述的。将访谈与观察等产生的客观数据进行三角分析，可以验证研究结果并提高相关性，我们在本章后面的多方法案例研究中说明了这些优点。

主题分析，即访谈记录中的信息经过反复阅读后被整理分类成不同的主题，是患者工效学中最常用的访谈数据分析方法。主题可以是演绎式的，也可以是归纳式的，前者根据现有模型中的主题来分析数据，后者在分析数据的过程中从零起步创造主题。演绎 – 归纳相结合的方法是患者工效学中常见的混合方法，研究人员在现有患者自我管理框架内演绎，并将数据整合到已有的主题中，并从不整合到框架中的数据中归纳地创建新主题。患者工效学中使用的其他研究方法包括扎根理论，该理论根据收集的现场数据研究和构建新问题的新理论（Holden 等，2017）以及现象学理论，该理论调查参与者主观体验和感知现实的方式（Hammarund 等，2017）。访谈数据分析的另一种方法是诠释学分析（分析文本的措辞、语法和解释），该方法用于理解参与者的基本价值观和信念。上述所有的定性分析方法都可以应用于访谈以及下一节的主题：焦点小组。

二、焦点小组

焦点小组是访谈的一个分支，最适合研究特定群体的经验或行为（例如，正在使用家庭透析机的患者）。焦点小组会议是由至少一名研究人员与一小群具有共同特征的参与者组成的。研究人员会提出鼓励小组讨论的问题，记录下参与者之间的对话，以及分析讨论的内容、小组成员的互动和相互作用。

焦点小组比访谈更省时，并且前者可以更好地了解到某集体中共同的含义、经历、词汇和价值观（Murphy 等，1998）。相比之下，访谈提供了更好的听取个人故事、个人观点的机会，并为参与者提供隐私。在焦点小组的环境中，研究人员还可以研究参与者是如何就讨论主题达成共识的（或如何没有达成共识），过程中参与者“互相碰撞想法”，展现出在外界看来或许比较同质化、但在小组内部并不相同的观点（Pauling 等，2018）。焦点小组也可用于探索性研究（Bowling 等，2017），或者考察多个城市或国家不同研究地点的参与者之间的差异（Czuber-Dochan 等，2012）。然而，这种方法可能难以应用于敏感的健康话题（如性健康），且数据的质量在很大程度上取决于主持人管理小组和推动讨论的技巧。焦点小组的招募通常可以得到患者协会的帮助，许多协会都有现成的患者互助小组会议，可以方便研究人员主持几次焦点小组讨论。这种做法可能会导致方便抽样（Au 等，2014；Czuber-Dochan 等，2012），但在这种情况下，参与者被招募的依据仅仅是他们方便联系，可能会引入偏倚。

应用焦点小组的最佳实践包括所有针对访谈的建议，以及一些额外的对人员招募的考虑。研究人员需要决定每个焦点小组的参与者的组成和小组的总数。对于一些参与者来说，参加焦点小组可能也是一个问题，如果有潜在的无法出席问题，研究人员可能需要过度招募，特别是对于那些症状可能突然恶化的参与者（如精神疾病患者，运动神经元疾病患者）。为了提高数据质量和对话的流畅性，小组在会议开始时专门抽出时间建立参与者们和主持人之间的融洽关系是至关重要的。每个小组也应该有一个以上的主持人，一人推动讨论，另一人协助、观察行为、并做记录。

在焦点小组中使用的问题值得特别一提，这些问题应鼓励小组讨论，并允许参与者以不同的意见来回应。问题的制订要谨慎，主要使用少量的开放式问题，允许参与者进行详细讨论。为此，焦点小组需要保持小规模，每个小组不超过 10 人——否则小组人数太多，无法保证每个人都有平等的发言机会。在一轮讨论之后，研究者还可以用简短的问题来进一步询问参与者，如"你为什么会这样说？""你能进一步解释一下吗？"来引出与研究目标相关的更丰富的回答。其他的问题形式也可以用来提高参与度。例如，让每个参与者介绍一下自己和自己的观点，使用排名或多项选择题，或者让参与者在纸上画出他们的经历或看法。由于不同项目中所提出的问题差异较大，建议应用访谈和焦点小组的研究使用标准指南进行报告，如《定性研究报告的综合标准》（Tong 等，2007）。

三、定性调查和定量调查

（民意）调查已在患者工效学中得到应用，用来收集自我报告的数据，如对自我（疾病）管理的看法、慢性病对日常生活的影响或对移动设备的反馈（Ehmen 等，2012；Holden 等，2017；Kawi，2014）。纸质调查是面对面完成的或邮寄出去的，而数字调查目前是在线部署的，支持快速的数据收集。CHERRIES（互联网电子调查结果报告核对表）等核对表是构建并报告网络调查的良好起点（Eysenbach，2004），当研究人员首次计划此类研究时，应参考一下核对表。

调查的灵活性在于可以从一个调查中同时获得定性和定量的数据。定性的、开放式的调查问题允许参与者自由地写出回答（Kawi，2014），而定量调查问题则使用量表、排序或评级，将行为和感受转化为数字计量（见本书第 11 章）。对于定性调查问题，可通过内容分析（例如，计算某一特征的普遍性）得到描述性统计，以显示抽样人群的特征。另外，定量调查问题可以实现推断性统计，揭示群体之间的统计差异（Roberts 等，2017）或发现临床结果和特定行为模式之间的关联。

与访谈相比，调查的实施成本较低，结果分析更快（尤其是定量调查），而且后勤工作较少（尤其是在线调查）。调查也可以是完全匿名的，使其成为医学研究中的一个保密选项。虽然调查可以得到与访谈类似的信息，但调查更有助于获得具体的细节和例子以及具体的反馈，如人们吃了什么药，进行了什么样的运动（Kawi，2014），而不是像访谈得到的那种丰富的定性数据。因此，研究人员将调查作为制订具体的访谈问题前、测试人群一般经验的初步步骤。另外，访谈也可以在调查之前使用，收集有助于开展和指导后续调查的想法。

在计划调查时，最需要考虑的因素之一是不同的招募方法之间不同的回复率，如有奖励与无奖励、提前通知与不提前通知、长问题与短问题（Asch 等，1998；Jepson 等，2005；Kaplowitz 等，2004）。对于邮寄的调查问卷，回复率可能比预期要低得多（Asch 等，1998）。对于最佳实践，应计划比较现实的回复率，以便进行适当的招募。

四、观察

观察可记录背景中的行为和过程，能够在原本的环境中（如在患者的家里、私人生活中）考察行为所处的背景和其含义。观察可以在家庭、工作以及患者生活中去到的其他地点记录在日常生活中进行的患者工作。患者工效学研究人员在观察期间也可以发挥更积极的作用，可询问参与者当时为什么那样做，收集有关患者心理以及身体方面的背景信息，以全面了解所做的工作。Ward 等（2010）在患者家中观察他们，了解到药物包装是如何影响患者安全的，他们记录下患者是如何打开包装的以及是否需要帮助。这种方法最适用于评估所进行的与健康有关的活动，调查患者工作的过程。观察还可以注意到参与者在访谈环境中可能无法回忆起来的行为、习惯或背景。

从观察中收集到的数据包括参与者的肢体语言、面部表情以及其他非语言性的想法和感受的表现。同样，在其他方法的进行过程中（如访谈或焦点小组），有专门的研究人员充当观察者是很有帮助的，他/她可以在会议期间观察记录参与者的行为。如果访谈在参与者的家中举行，观察者还应注意参与者居住的环境，以及患者可能涉及但没有口头提及的患者工作任务的线索（例如，从家中的哮喘吸入器或眼药水瓶推断出来）。

研究人员可亲自进行观察工作，长时间地跟踪参与者。各种先进技术，如录像和可穿戴相机，可实现更长时间、更隐蔽的观察（见本书第 12 章）。观察数据非常丰富，提供了大量关于环境和行为的信息。这种方法的一个重要难点在于参与者对观察方法的接受程度——有些参与者可能更乐意戴上几个小时摄像机，而另一些人则更愿意接受人类观察者在较短的时间内跟踪他们。应仔细权衡对参与者的好处和观察的后勤工作。在进行观察之前，可能还需要征得和参与者一起被观察的其他人的同意，如参与者的家人和朋友。研究者的存在也可能引发观察者效应（McCambridge 等，2014），即由于知道自己正被观察，参与者的行为会与平时不同。

观察性数据（如录制的录像）可进行定量的内容分析或定性的归纳分析。例如，可以计算健康行为中的分心或中断的频率，并从对录像的一次阅读中得出描述性统计（Ward 等，2010），第二次阅读将分析这些中断的背景影响、障碍和促进因素。观察得到的高度整体性、解释性且丰富的数据是其他田野研究法所无法比拟的，特别是在人种学观察研究中，研究者长期参与、观察一个社区，以了解群体成员的行为方式和他们这样做的原因。

五、个案研究

（一）一个混合方法、多方法的研究案例

我们正在进行中的混合方法研究（图 9-1）提供了一个整合多种田野研究法的例子，研究调查患有 2 型糖尿病、至少有一种慢性并发症并进行自我护理的社区居住者的患者工效学情况。该研究旨在探索参与者进行的任务，并分析影响这些任务的背景因素。关于这一方法的更多细节见表 9-1 和其他（Yin 等，2018）。

采用混合研究方法，是希望探索如何从一个信息收集环节调查患者工效学的多个层面。我们希望能捕捉到患者工效学是如何在现实世界中，在慢性病和合并症的情况下发挥作用的。特别的是，2 型糖尿病是一种无法治愈的慢性疾病，可引起各种并发症（如视网膜病变）并经常与心血管疾病和血脂异常伴随发生（Khunti 等，2018），使 2 型糖尿病的自我护理充满了各种相互关联的任务，为各种不同的目的服务（如服药和

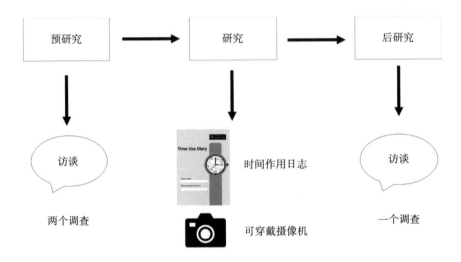

图 9–1　该研究采用了多种田野研究法，如半结构式访谈、通过可穿戴摄像机进行的观察、调查和时间使用日志

血糖监测）。我们还希望可以有一种方法来观察患者，能够不增加患者的压力，同时减少研究人员对参与者进行亲身跟踪的人时（person-hours）。最后，我们对自我报告的活动和穿戴式摄像机记录的活动之间的潜在差异，以及这种差异是否可以通过访谈中患者的反馈来解决非常感兴趣。

本研究使用的时间使用日志（time-use diary）是欧洲统一时间使用调查（Harmonised European Time Use Surveys）的一部分，由欧洲统计局（Eurostat）开发，该机构是一个欧盟组织，负责协调各成员国使用的方法，并提供有关欧盟居民的统计数据。时间使用日志（Eurostat，2009）将 24 小时分成数个 10 分钟板块，参与者最多可以记录两个同时进行的活动。时间使用日志的功能是对一天内的自我报告活动进行调查，我们用它与穿戴式摄像机记录的活动数据进行三角对比。

我们从内分泌专科诊所招募了 26 名参与者。选择标准是，参与者被诊断为 2 型糖尿病、至少有一种并发症、英语流利，并有能力给予同意。健康研究的参与者能够认为研究中的视频录像是可接受的，且是值

表 9-1　混合方法研究中用于评估患者工作的方法

方　法	所研究的患者工作	采取该方法的原因
面对面的半结构式访谈	健康史、疾病经历、对健康和自我照护的态度和看法、自我照护的阻碍和促进因素	• 了解参与者自我报告的生活习惯、健康史、经历及背景影响，这些可能无法从观察中获得 • 了解参与者自我照护行为背后的动机
定量调查［多病种疾病认知量表（Gibbons 等，2013）］	• 人口统计学数据 • 对自身疾病的态度和看法。	提供有关治疗负担的主观报告的统计数据
数字观察（佩戴式摄像机，型号为 Edesix VB-300）	自我照护行为、日常生活习惯、影响患者工作的背景因素	默默记录参与者在研究日期间的非睡眠时间
时间使用日志（Eurostat，2009）	• 自我照护行为及过程 • 影响患者工作的背景因素	• 对佩戴式摄像机的发现结果进行三角化处理 • 比较自我报告的生活习惯和观察到的生活习惯之间的差异 • 如果患者关闭摄像机，则提供备份数据采集
定性调查	反馈及参与研究体验	• 获得患者对参与研究体验的反馈
现场记录（由研究人员在访谈后编写）	• 环境因素 • 访谈过程中患者的肢体语言	记录研究人员对参与者、环境和访谈的看法和印象

得的，只要相关的风险和目的得到充分解释，并且参与者提出的具体问题能够得到很好的处理（Parry 等，2016）。为了进一步解决有关隐私的伦理问题，研究人员建议患者在同意参与之前先与家人沟通，所有记录的人脸和识别信息都是经过模糊处理的，且穿戴式摄像机是消音记录的。参与者被明确告知可以在任何时候移除或关闭摄像机，而不需要提供解释，还得到了一张解释研究目的的覆膜卡片，参与者可以给其

他人看。在研究结束时，摄像机的录像被下载下来并转换为图像，在研究人员获得之前，所有的图像都先经过参与者的查看（他们可以删除任何图像）。我们的协议文件提供了有关伦理问题以及我们如何解决这些问题的更详细信息（Yin 等，2018）。Parry 等的文章（2016）提供了一份关于在医疗保健研究中进行视频记录时做法的建议清单，非常有帮助。

所有的半结构式访谈都被录音、转录，然后进行主题分析。对穿戴式摄像机截图的分析提供了对患者全程表现的详细记录，他们做每项任务所花费的时间，以及起阻碍或促进作用的各种背景因素。

（二）不同田野研究法的相互作用

研究方法的不同组成部分成功进行了三角化处理并相辅相成，为每个参与者的患者工作描绘了全面而整体的轮廓。研究前的访谈确定了参与者的健康史、过去的健康经历、健康看法，以及影响参与者自我护理的背景障碍和促进因素。摄像机提供了客观的观察，将干扰降到最低。在我们的 26 名参与者中，除了一名参与者之外，其他参与者都说他们很快就忘记了摄像机的存在。参与者在纸质的时间使用日志上记录了他们大部分的活动，并补充了他们移开相机或图像不清晰的时间段内的信息。在 26 名参与者中，只有 3 人没有在研究日内完成全部的时间使用日志，他们之后在研究后的访谈中完成了。反过来，佩戴式摄像机的屏幕截图为写在时间使用日志中的行动提供了背景，这些行动在日志中的描写有时是简短的或缩略的。

在数据分析方面，我们能够直接比较摄像机记录下来的活动和时间使用日志中自我报告的活动。我们对访谈记录进行了主题分析，以揭示自我护理的背景影响因素，并通过定量调查，评估了参与者对其并发症的看法。所有的数据都是从每个参与者的一个信息收集环节中收集的，尽量减少了研究人员和参与者的后勤工作负担。

（三）研究方法面临的挑战

多种不同的技术的结合本身就带来挑战，我们也获得了许多经验教训。最出乎意料的是，我们的研究方法给人员招募带来阻碍。拒绝参与的女性多于男性，许多女性以隐私和安全为由拒绝参与。两名有希望的男性参与者也在他们妻子的建议下拒绝了。这导致了性别代表性的偏差：在 26 名参与者中，只有 10 名是女性。

我们的研究方法还导致招募结果是特定的 2 型糖尿病患者人群——那些病情不算太轻也不算太重的患者，他们不必每个工作日都去工作，也不必作为照护者照顾其他人。由于身体虚弱或必须进行大量与健康有关的工作，病得太重或作为他人的照护者的患者无法参与。反过来，非常健康的患者更有可能从事全职工作，因此，出于对隐私的考虑，他们不愿意佩戴可穿戴式摄像机。因此，我们的研究人群大多是年龄较大、退休的、病情得到适度控制的糖尿病患者。

对参与者的指示较为复杂，这也构成了挑战。许多参与者难以理解相机的操作，而相机谨慎的外观和年长参与者有限的数字设备知识又增加了难度。一些参与者在填写时间使用日志方面也有困难。日志记录的是未来 24 小时的时间段。然而，纸质时间使用日志是从凌晨 4 时开始的，参与者觉得不得不在凌晨 4 时开始记录。对此，研究人员拍摄了操作相机不同阶段的照片，制作了视觉辅助，并在时间使用日志上做了个大标志，提醒参与者他们应该在研究前访谈结束时开始记录日志。

在技术上，我们对如何在研究后访谈中展示长达 16 个小时的视频录像感到担忧。我们通过制作一个内部软件来克服这一困难，该软件将视频转化为一系列每隔 10 秒截一次的截图。这极大地改善了录像的观看体验，使研究人员和参与者能够在一小时内看完所有的录像。

尽管我们的方法存在这些问题，但数据分析还是成功地将摄像机图像和时间使用日志中记录的活动进行了三角化处理，摄像机的时间戳功能在确保两个数据源匹配方面发挥了关键作用。此外，研究小组将所有相机数据和时间使用日志数据转换为 Excel 电子表格，使"整洁"的数据可以进一步进行统计分析。

六、建议

在框 9–1 中，我们汇编了一份在患者工效学中使用田野研究法的建议清单。每种方法都有自己的优点和不确定性，适于回答不同类型的研究问题。访谈是获得个人经历和选择的理想方法。焦点小组允许参与者相互讨论问题，探讨意见的差异。调查提供了一种快速接触大量参与者的方法。观察提供丰富的数据，调查参与者的行为背景。对于未来的研究者来说，对田野研究法的透彻理解和创新结合，将有利于梳理患者工效学这个多面的领域。

框 9–1　建议

　　多方法研究：允许项目同时考察患者工效学的多个方面。研究人员需要决定他们是希望这些方法一个接一个地进行（第一个方法获得的数据有助于后续方法的开展），还是希望这些方法在同一时段进行（每个方法研究患者工效学的不同方面）。所有使用的方法都需要有与研究目的密切相关的问题，尤其是访谈和调查，每种方法都应提供互补的信息。一旦实验设计确定下来，须在少数参与者（通常不超过 3 人）内进行整个多方法设计的试点测试，以评估可行性。在试点阶段，研究小组和参与者的任何反馈都应被认真对待，并相应地改变实验设计。试点阶段的数据可纳入最终分析里，也可不纳入（这取决于试点测试后实验的改动程度）。

　　访谈：用以获取个人经历及看法。可提供丰富的主观数据。须对后勤工作（如交通）进行全面规划，对访谈问题进行试点测试，记录现场笔记，并根据记录的分析类型来制订问题。

　　焦点小组：用以获取集体经历及看法。可提供丰富的主观数据。以类似于访谈的方式进行计划；然而，要警惕方便取样或滚雪球式取样，并在小组讨论中记录小组的互动。

（续框）

框 9-1　建议

　　调查： 用以获取定量或定性数据。可进行分析性统计。对低回复率进行规划，且定性数据不会像访谈得到的数据那样丰富。

　　观察： 用以获得主观的、可见的定量或定性数据。观察录像和笔记经过内容分析重新分析后可能产生不同种类的数据。对后勤和隐私问题进行全面的计划，考虑观察者效应的影响，并探索允许远程及离散观察的新技术。

第 10 章　设计和可用性方法：患者及家属干预措施的敏捷创新和评估

Richard J. Holden　Malaz A. Boustani　著

　　鉴于患者、患者家庭成员和其他非专业人士为健康相关目标付出了大量努力和工作，他们和其他工作人员一样，可以从更好的工具、程序、政策和活动空间中受益。在某些情况下，干预措施已经存在，所面临的挑战是如何实施、传播以及维持下去。然而，在大多数情况下，要么是没有合适的证据支持的解决方案，要么是现有的解决方案需要重新设计才能实施。在这种情况下，难点就是创新，或者说是设计"一种新的想法、实践或物体"（Rogers，2003）。以用户为中心的设计，简单地说，就是有用户投入的创新。

　　以用户为中心的设计从用户那里收集有关他们的数据，在设计过程中考虑用户的需求，或者让用户作为共同设计者参与进来，并在设计过程中和设计后与用户一起评估产品。在患者工效学方面，主要用户通常是患者、患者家属或参与患者护理的社区成员。医护人员也可能作为第二或第三用户参与其中。作为一名"用户"，可以使用技术、与环境互动或执行一个过程。以用户为中心的评估通常指的是评估创新的可用性和用户的接受性，以确定创新是否应被终止、重新设计，或者推进到额外的测试。例如，出于对功效、效果和可扩展性的考虑。对可用性的测试也为具体的再设计决策提供参考，因此应与设计活动穿插进行，而不是"留到最后"。

　　面向患者或患者家庭创新的用户中心设计评估工具和过程在很大程

度上类似于其他领域的设计和测试的大致描述，例如，受监管的医疗设备（Weinger 等，2011）、非医疗消费产品（Beyer 和 Holtzblatt，2017）、服务（Lockwood，2009）以及像医院这样的活动空间（Joseph 等，2018）。为患者和家属设计的人员也应考虑到许多用户中心设计的国际标准和其他由跨学科学者和从业者积累的资源。因此，我们在此提出一个以用户为中心的一般创新过程，该过程建立在这些先前的工作之上，但名义上适用于患者工效学。同时，患者、家属和非专业人士有独特的需求和特点。设计和评估方法可能需要调整，以适用于这些人群或其中的亚人群，如老年人、儿童患者的护理人员、农村地区的居民或低收入家庭。最起码，我们应该认识到将一般方法应用于有特殊需求的特定人群的优势以及局限性。因此，我们将介绍从针对患者和护理家属进行的多项设计评估研究中获得的重要经验，主要是借鉴了我们针对老年患者及其护理家属的工作。最后，我们以其中一个项目"给患者权力"（P2P）的具体案例作为结束部分，展示了我们针对某一特定患者群体的特殊患者工效学需求，对一般方法进行调整的方式。

一、敏捷创新：以用户为中心的设计过程

敏捷创新流程（图 10-1）是基于以用户为中心设计的最佳实践（国际标准化组织，2010）及其前身"敏捷实施流程"发明的。敏捷实施是一套原则和流程，旨在确保基于证据的解决方案在实际医疗服务递送组织中的可行性（Boustani 等，2019）。敏捷创新和敏捷实施都在很大程度上借鉴了复杂适应性系统和行为经济学理论。复杂适应系统是一个不断发展的社会技术网络，由竞争和合作的个体组成，他们以非线性的方式相互交换能量和信息，并与社会和客观环境进行交流，以完成复杂的任务，从而提高每个成员在周围环境中的适应性（Boustani 等，2010；

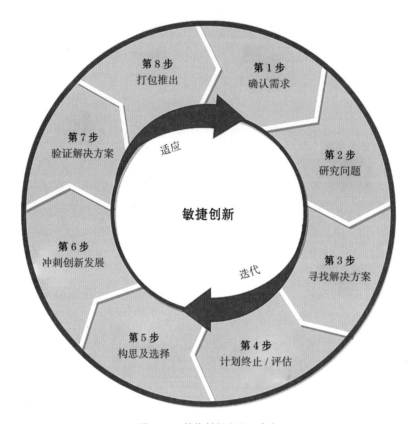

图 10-1　敏捷创新流程八步走

Carayon，2006；Young 等，2017）（见本书第 4 章）。行为经济学是一套
社会认知理论，它建立在这样的假设上：人类的行为是在支配人类思想
的生物学过程的约束下，由周围的社会和客观环境塑造的（Kahneman，
2003）。这样的人类行为不符合关于理性选择的传统假设（Simon 和
March，1958）。因此，在社会技术系统中，情感在塑造人类决策和行为
方面起着重要作用（Pasmore，1988）。这些理论产生了敏捷实施和敏捷
创新的重要步骤，如评估对解决方案的需求以及创建终止计划，这两个
步骤是为了避免资源的不良投资。由于参考了复杂适应系统和行为经济
学理论，敏捷创新不同于那些更加符合还原主义、基于实验室的方法，

那些方法以理性选择模型为前提，或将创新视为一个可控的线性过程（可参见关于人因工程学中此类方法的讨论，如 Meister 和 Enderwick，2001；Whitefield 等，1991）。

敏捷创新是一个可以由不同成员组成的团队实施的过程。例如，团队可以由患者、家属、社区成员、研究人员、顾问、赞助人、医疗专业人士或领导者、设计专业人士、监管者、主题专家或客户以不同的组合方式形成。当患者工效学项目使用敏捷创新来创造会影响患者、家属或其他利益相关者的产品时，最好邀请这些利益相关者加入项目团队。这种做法——可称为参与式设计、共同设计，或者更广义的合作生产——可以改善创新，增加其被接受的可能性。

前四个敏捷创新步骤可认为是计划活动，后四个步骤则是执行活动。我们称其为步骤，以促进向前推行，但也承认非线性的需要，以及按需调整，还有迭代（进行多个周期）。

第 1 步：确认需求。在进一步投入资源之前，设计者应找出需要解决的问题。这需要对问题进行定义，并确保关键利益相关者的充分支持。尽管开始解决问题是很诱人的，但这一步需要确保解决的是需要解决的问题。在大多数情况下，问题是个人及团体的社会建构，对象包括社区利益相关者 / 受益者、赞助者、倡导者或组织领导者；换句话说，问题是在人们脑海中的，不同的利益相关者或团体可能有不同的看法。在患者工效学项目中，最好是由作为或代表患者和家属的利益相关者参与到确认需求的步骤中来（见本书第 13 章）。这意味着该项目是由利益相关者群体发起（或共同发展）的，或者利益相关者及其代表审查了该项目并认为它是相关的、需要的、值得的。加入利益相关者参与的主要挑战包括：如何接触到他们；后勤（如成本、会议、是否有空）；公平对待和关注利益相关者需求；以及代表性，特别是在多样性群体中。

第 2 步：研究问题。一旦需求确认了，设计者就会采用人因和相关领域的标准方法来研究与问题相关的系统、流程和结果。可以制作各种形式的过程图——工作流程分析、价值流图、用户故事、旅程图，或者参考之前的流程图（Carayon 等，2012）。设计师应对工作系统进行分析，包括人员、工具和技术、任务、组织、客观环境以及外部环境。在患者工效学中，这种分析产生了对患者工作系统的理解（Holden，Schubert，Eiland 等，2015；Holden，Schubert 和 Mickelson，2015）（见本书第 4章）。为建立这样的理解，可以进行田野访谈或观察（见本书第 9 章）或实验室实验（见本书第 11 章），确认用户需求，并创建代表用户群体的角色（Holden 等，2017；Holden，Daley 等，2020）。这一步的隐患是花费的时间过多或不足。为了避免延误，建议：①在可能的情况下，依靠已有的研究和数据；②使用快速简单的方法，如快速人种学（Millen，2000）、角色（Adlin 和 Pruitt，2010）、调查（见本书第 9 章）和基于传感器的被动数据收集（Cornet 和 Holden，2018）（见本书第 12 章）；③在开始分析之前决定如何分析数据，以避免范围蠕动；④指定一个或多个问题大师，尽可能深入地了解问题和相关数据；⑤在整个设计过程中预留一定的时间，以重新评估数据并咨询问题大师，他 / 她也可以是用户的"代言人"。问题大师是了解相关问题的人，直接参与了研究，有直接的相关个人经历（例如，自己本身就是一名患者），或者是对以上问题及其他问题的见解的某种组合。

第 3 步：寻找解决方案。创新往往是将两个众所周知的概念结合起来的结果，或者将众所周知的东西应用于新的问题或以新颖的方式来解决（Dyer 等，2011；Kelley，2001）。因此，在创造新事物之前，应探寻并分析现有的解决方案或平台。平台是现有的基础设施或实践，扩大了可能性的范围（"邻近可能"）（Johnson，2010）。例如，我们可以使用现有的解决方案，如 Facebook 群组，来解决癌症儿童的护理家属之间的信息共享安全空间问题。我们可以从现有的"演出"或"分享"平台（如

Care.com、Airbnb 或 Lyft）中获得灵感，创建新的解决方案，将患者与可用的护理人员相匹配。解决方案和平台的来源包括文献、竞争对手、会议和不熟悉领域的专家、商店目录，甚至是历史书籍。现有的解决方案也可在第 2 步收集的数据中观察到，因为对当前系统和过程的研究揭示了专业人士（Holden 等，2013）或患者（Mickelson 和 Holden，2018）为完成其目标而对系统进行调整的巧妙方式。例如，对患者发明的记录药物的自制工具的小规模研究（Mickelson 和 Holden，2017），可以促进惠及数千或数百万人的解决方案。

第 4 步：计划终止 / 评估。最后的计划步骤是确定如何评估创新，以及如果有必要的话，如何终止创新。具体的终止标准和时间表应被记录下来，并应正式安排检查，以避免继续对失败的方案投入资源。失败，当被正确识别出时，应是个受欢迎的发现，还应继续对出错原因进行简要研究；然后，应做出决策：完全停止或重新启动项目。根据我们的经验，终止往往是一个困难的、情绪化的过程，我们倾向于回避终止，而是对失败的投入进行合理化的处理。因此，我们建议使用清晰、具体的标准，并通过企业家的视角来看待终止的决定——将其看作一个重新开始的机会，一个最终更可能成功的机会。终止和评估的计划和决策应由项目组制订，其中可包括患者和家属代表。如果没有，在可能的情况下应咨询这些利益相关者，并征求他们对终止和评估标准的意见。

第 5 步：构思及选择。这一步是与执行有关的四个步骤中的第一步，在关于设计思维和相关方法的文章中得到了很好的描述（Lockwood，2009；Shah 等，2003）。构思是一个创造性的过程，但须伴随更多平凡的任务：招募构思者，寻求尽可能多的多样性；促进无评判性的、建设性的、非常规的构思；激励尽可能多的人提出尽可能多的想法；以及记录每个想法。这里的多样性指的是人口统计学（如年龄、种族、民族和性别）、经历、学科、角色和其他因素。印第安纳大学健康创新和实施中心开启的"创新论坛"是一种正式的、基于小组的构思方法（Boustani 等，2012）。创新论坛招募一群在目标工作系统中从事工作或受其影响的不同利益相关者。这是个参与式设计或共同设计的例子，省时、有吸引力，并促进了利益相关者和当地专家之间的"时间和空间"共享（见本书第13章）；然而，它并不像最近发表的其他与患者进行参与式设计的例子那样深入、有吸引力，也并非时间、资源密集型（Ahmed等，2019；Reddy等，2019）。框10-1描述了创新论坛的团队和程序。

框 10-1　建议创新论坛使用的团队和程序

创新论坛团队（有时可由同一个人扮演不同的角色）

- 主持者：知晓设计问题，并负责确定一小群人，向他们发出个人邀请。可以是设计师或用户；也可以是患者、护理人员、社区成员、领导者或医疗专业人员。
- 论坛协调人：活动的主要组织者；负责对活动的持续监控和评估，并就任何与论坛相关的需求或偏好与主持者保持沟通。
- 受邀的参与者：在创新论坛期间，参与者要求澄清问题并生成解决方案。在论坛期间和之后与主持者建立联系。可以是用户、当地系统专家，或其他类型的利益相关者。
- 行政协调人：在计划过程中和活动期间提供后勤和行政支持。
- 解决方案跟踪者：在创新论坛期间和之后记录并分发笔记。在活动期间记录解决方案。
- 推动人：主持创新论坛，确保主持者和听众之间顺利的知识转移，并对听众进行介绍和吸引，同时在讨论中澄清含义。推动人不是内容专家，而是起到促进对话和理解的作用，因同理心和倾听技巧而被选中。

创新论坛程序

- 开幕式交流（30分钟）：为出席者提供时间和空间进行交流。
- 介绍问题（10分钟）：主持者描述问题。主持者可使用任何视觉辅助工具或讲义。主持者接受论坛协调人的指导，了解如何向特定听众进行演讲。
- 回答听众问题（5分钟）：用于澄清问题陈述中的任何内容。推进人须组织确保听众使用问题的形式，并且在这段时间内不产生解决方案。
- 产生解决方案和讨论（45分钟）：推进人呼吁听众通过头脑风暴或问题风暴产生解决方案。不摒弃或批评观点。推进人确保参与的多样性。
- 闭幕交流（30分钟）：旨在为讨论的收尾提供一个更加非正式的环境，鼓励成员在房间里走动。

一旦产生了想法，应采用明确的标准来选择最优秀的候选人，逐渐汇聚到越来越少的可行候选人身上，这些候选人将得到更充分的发展。正式的选择过程在矩阵中对每个想法应用一套标准，可能会有帮助。例如，标准可以是领导层对想法的支持、实施想法的成本或工作量、解决问题的可能性、可扩展性和可行性。鉴于当权者创造了选择标准，患者工效学项目必须要么在这一步骤中包括患者、家属或社区利益相关者，或者在设定标准时引用他们的需求和偏好。例如，在选择不同自付费用的虚拟现实解决方案时，消费者或患者权益团体可为特定的患者群体设定费用门槛（例如，不超过 5 美元 / 月和 75 美元 / 年）。

第 6 步：冲刺创新发展。当想法准备好被测试的时候，它们就成为原型。这并不是要降低原型设计的重要性或所需时间，而是要提醒设计者迭代和快速原型设计的重要性（Beevis 和 St Denis，1992），作为尽可能快、尽可能多地产生外部用户反馈的策略。根据我们的经验，花在原型设计和自我批评上的大量时间可以转化为安排测试的时间，包括建立一个测试人员库或小组。原型测试发生在冲刺阶段：快速、迭代的测试，为在下一个冲刺阶段之前修改原型提供反馈。一般来说，经过测试的原型从低保真度进步为高保真度，但重大调整或新的假设可能需要暂时降低保真度。这适用于软件原型（例如，从线框屏幕到可使用的软件）、实物产品（例如，从图纸到 3D 打印的人工制品）、客观空间（例如，从纸板到结实的建筑）和流程（例如，从口头表演片段到彩排）。其他领域详细描述的各种用户测试方法，以及各种创新类型的显著相似方面，应从中学习参考（Charlton 和 O'Brien，2010；Jacko，2012；Nielsen，1993；Weinger 等，2011）。

第 7 步：验证解决方案。一组冲刺将产生敏捷软件开发中所谓的最小可行产品（MVP），这意味着它不包含所有可能的功能，但所有包含的功能都可正常工作。这个概念适用于软件之外的更多领域 [如在我们的最小可行的循证服务概念中（Boustani 等，2019）]。MVP 可接受既定评价标准的形成性测试。例如，完成特定任务的能力，对于一系列不同用户的可用性，以及对潜在消费者的可取性。在验证过程中，有必要监测和处理意外结果或意外收益。例如，一个为儿科医院的家属提供更好信息服务的项目可能会选择在室内的大屏幕上显示患者的电子健康记录（Asan 等，2016；Holden，Asan 等，2016）；测试可能会发现意料之外的积极后果，如家属感到更有力量，以及消极后果，如对显示的患者信息隐私的担忧（Asan 等，2018；Asan 等，2019）。

第 8 步：打包推出。最后一步很重要，因为它将创新开发和实际实施连接起来。在这一步，设计者创建移交包，其中包括商业计划、MVP 和明确的使用规范。如果需要，可进行这套方案的额外验证，或者为当地的部署和实施进行订制。可能人们会想继续完善和测试解决方案，但应考虑到，一项创新的成功在很大程度上与它在实施环境中的本地化有关（Boustani 等，2019）；因此，设计师须允许当地用户来"完成设计"，正如 Rasmussen 所观察到的那样（Rasmussen 和 Goodstein，1987）。例如，我们使用了一个市售智能按钮作为个人用来报告和记录高压力事件的便携设备（图 10-2）。如图所示，个人通过添加设计组件（如个人说明）、选择其实施和使用，完成了这个解决方案的最小单位设计。

移交包是很重要的，这样未来的实施者就不需要重新构建创新的基本要素，也不需要因为创新难以采用而放弃它。

二、从患者及家属设计评估中得到的经验

在多个项目中，我们了解并记录了以用户为中心设计和评估的挑战（和喜悦）。表 10-1 列出了与患者和家属的用户研究相关的 10 种挑战（Holden，McDougald Scott 等，2015）。这些挑战在与弱势群体的共事时

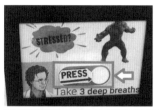

A. 个人用来报告记录高压力事件的便携智能按钮。设备的设计为最小单位设计，个人通过调整按钮的实施和使用，完成了设计

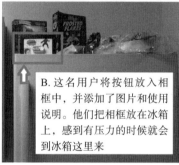

B. 这名用户将按钮放入相框中，并添加了图片和使用说明。他们把相框放在冰箱上，感到有压力的时候就会到冰箱这里来

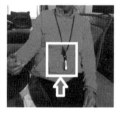

C. 这名用户没有给按钮添加零件，而是用绳子系起来，挂在脖子上

图 10-2　用户"完成设计"便携智能按钮的例子（A），通过添加设计组件以及指定如何实现和使用它（B 和 C）

最为突出，其中包括年长的、残疾的、贫穷的、受教育程度低的或居住在农村的人（Holden，Toscos 等，2020）。从另一个项目中，我们找出在健康和保健中应用以用户为中心的设计评估方法的 12 个实际考虑因素（Cornet，Toscos 等，2020），总结于表 10-2。其中的一个挑战是要"兼顾患者和临床医生的视角"，以避免两种错误（Cornet 等，2019）。

表 10-1　对患者和家属进行用户研究的挑战

挑　战	举　例
重点不同	研究人员和参与者可能有不同的目标和期望（例如，学习与实践）
不信任与误解	参与者并不总是希望陌生人进家门或询问敏感话题
语言、观点和规范的差异	研究人员和参与者的术语、措辞或假设可能不同，可能不被双方理解或欢迎
生活需求、健康需求的冲突	参与者和研究人员都可能存在与研究相冲突的生活及健康状况和责任（例如，很难抽出时间或不方便远行）

（续表）

挑　战	举　例
社会心理、认知和感知方面的局限	指示可能难以阅读或理解；其他交流可能很困难（例如，声音小的研究人员和有听力障碍的参与者在嘈杂的房间里交谈）
参与者辨认和招募方面的挑战	由于以往经历产生的不信任，导致守门人（如家属或临床医生）阻止与目标人员接触；由于担心是电话推销员和骗子，电话无人接听或电子邮件无人回复
后勤和交通问题	参与者或研究人员可能觉得参加面对面的会议不安全或不方便
维护隐私和保密性	数据收集可能会侵犯文化或个人边界，如照片收集或视频收集；参与者可能会泛泛地同意研究人员访问他们的医疗数据，而其中包含的敏感信息，在被特别询问时可能不会同意分享
关于报酬的冲突，以及胁迫的风险	当局可能禁止现金支付，尽管参与者更喜欢现金而不是礼品卡
有关数据的科学性、解释或整合问题	不信任或社会期望可能导致参与者将事实描述成"糖衣炮弹"，言之过重或过轻；患者和家属的观点可能不同

改编自 Holden, McDougald Scott 等, 2015; Holden, Toscos 等, 2020; Valdez 和 Holden, 2016

表 10-2　在患者和家属中应用以用户为中心设计的考虑因素

考虑因素	具体描述
决定迭代的数目	设计–测试周期的数目通常是在项目开始时或之前指定的，但也取决于项目的展开情况
管理以用户为中心设计的后勤工作	后勤因素，如招聘、隐私、保密、报酬和沟通，都会影响项目的成功
作为多学科团队进行合作	学科多样性是很重要的，但是无论涉及哪个学科，都会带来沟通和决策的挑战。一种解决方案是让一名或多名人员作为跨学科的"多语言（交响乐式）指挥家"
利益相关者何时参与，参与多少	设计者须决定如何预算有限的资源，如何联系利益相关者，以及在确定有多少利益相关者参与、何时参与、如何参与（例如，作为顾问或共同设计者）的过程中对延迟的容忍度；另一个权衡是干预的可接受性和可持续性，这可能取决于利益相关者参与的深度、时间长度和参与性质

（续表）

考虑因素	具体描述
选择利益相关者代表	利益相关者的选择应注意多样性、代表性、付出投入和合作能力等问题
利益相关者和设计者之间的互动	在设计团队中应该有一些利益相关者或用户的代表，无论是直接地，还是通过获取数据的方式，或者是由第三方来代表利益相关者的"声音"
克服设计者的假设	尽管有反对的证据，设计者的假设可能仍然存在，并会影响数据的解释和决策
处理好项目的范围和复杂性	想法的产生比否定更容易，需要考虑优先性，警惕范围蠕动，并遵守纪律
保持创新平衡	设计师要在实用性、传统性与颠覆性、创新性或未来性之间取得平衡
实验室测试或野外测试	在设备齐全的实验室中进行测试可取得关键发现，但未必能模拟现实的条件
使方法适应用户	针对一般人群的方法或针对年轻、健康人群开发的方法，同时需要适应老年用户
评估方法的数量	方法的数量会影响数据的深度、参与者的负担、人员配置和进展的速度（例如，由于分析时间）

改编自 Cornet 等，2019；Cornet，Toscos 等，2020；Holden，Binkheder 等，2018

- 第一类设计错误或"用户现实错误"：设计者没有考虑到用户的特征、任务、使用环境、需求或偏好。这种错误的一个例子是，医生认为的对患者最好的安排推动了患者移动应用的设计，而不是患者的需求。
- 第二类设计错误或"临床现实错误"：设计者没有考虑到临床现实，包括生物医学知识、临床工作流程和组织要求。这种错误的一个例子是，设计者在创建患者与医生的交流平台时，没有充分考虑到联邦和组织的隐私规则，也没有考虑到使用它是否将给临床医生带来的额外负担。

我们也意识到在学术环境中做到"敏捷"所面临的挑战，其中包括学术研究人员和临床工作人员合作伙伴之间的意见分歧、设备采购的延迟以及学生和教师间相冲突的时间需求和任务（Holden，Bodke 等，2016）。为了解决这些问题以及学术界的限制与敏捷创新的愿望之间的其他冲突，我们建议如下。

- 与临床人员合作，建立共同的责任和共同的项目目标。
- 让临床人员实施研究的组成部分（如可用性测试），通过培训扮演某些角色的人（如社区卫生工作者）来进行设计和评估。
- 与社区合作伙伴建立"生活实验室"，以增加快速接触参与者和顾问的机会。
- 雇用全职设计人员或职员。

这些建议只有在融合了研究、临床实践和创新活动的混合模式中才可能实现。因为每项活动都有助于成功，所以在混合模式中，每项活动都有资金和支持，并有激励措施，为其配备交叉培训的人员。由于狭义的报酬模式和激励结构，这种混合模式并不常有，但可通过创新区域等新兴举措来发展（Katz 和 Wagner，2014）。

我们在其他地方提供了处理以用户为中心的设计评估实际挑战的其他建议（Cornet 等，2019；Cornet，Toscos 等，2020；Holden，Bodke 等，2016；Holden，McDougald Scott 等，2015）。特别的是，我们强调拥有"多语言（交响乐式）指挥家"（Holden，Binkheder 等，2018）的重要性，这是一位拥有丰富的多学科知识的团队领导者，能够很好地将这些学科融会贯通（Schall 和 McAlister，2019）。

三、在"给患者权力"项目中应用以用户为中心的设计和评估

我们通过描述 P2P 项目（R21 HS025232）的一部分工作，说明了以

用户为中心的设计评估，在为患者和家属创造测试创新产品方面的应用。我们的目标是创建并测试 P2P，这是一项技术干预，以改善患有慢性心力衰竭（CHF）的老年人的自我护理管理。P2P 的创新之处在于它使用了来自患者的心血管植入式电子设备（如心脏起搏器和除颤仪）的数据，以实现自我护理管理决策的个性化并提供信息。其他以用户为中心设计和评估的 CHF 自我护理技术的案例研究见另外两本出版物（Cornet，Daley 等，2020；Srinivas 等，2017）。

　　与敏捷创新过程一致，研究包括研究问题、检查现有创新情况、构思和设计 – 测试周期冲刺等阶段，早期的周期侧重于检测可纠正的可用性问题，后期的周期侧重于用户接受度和未来使用的可能性。其他的敏捷创新步骤在项目中并不这样明显。例如，我们在创建移交包之前就已耗尽了时间和资金（在资源有限的情况下，实际项目和理想过程之间的这种差异经常出现）。甚至在项目开始之前，我们就已经确认了对解决方案的需求和准备情况。对 CHF 患者的前沿工作确立了自我护理管理的重要性和困难，其中包括理解、辨认和及时对症状采取行动（Daley 等，2019；Riegel 等，2011）。我们的临床研究合作伙伴 Parkview Health 及其心脏病学小组希望 CHF 自我护理可以得到改善。更重要的是，Parkview Health 以及 Parkview 研究中心在项目构思时，不久便开创了直接向患者传达植入式设备数据的先河，并倡导这一领域的发展（Daley 等，2017；Mirro 等，2018）。由人因、人机交互、医学信息学和心脏病学专家组成的多学科团队有着一致的目标和近期在向 CHF 患者传输设备数据的类似项目上的工作经验（Ahmed 等，2019；Ghahari 等，2018）。

　　为了进一步研究有 / 无植入式设备数据的 CHF 患者的自我护理管理决策问题，我们发现有必要将传统的人因学方法应用于老年患者群体。在六个试点测试的帮助下，我们发明了以患者为中心的认知任务分析（P-CTA）方法（Holden，Daley 等，2020），由关键事件技术和基于场景的访谈方法修改而成。该方法的描述以及该方法在对 24 名患者和 14 名支持人员（非正式护理人员）的数据收集会议中的应用，将在其他地方阐述（Holden，Daley 等，2020）。

在构思和设计期间，我们组建了一个由学生和教师组成的设计团队。他们利用收集到的数据，与临床专家（心脏病专家、设备诊所工作人员、远程医疗领导）和两名 CHF 患者顾问进行不定期的会议。其中一名设计团队成员之前参与了患者和护理人员的数据收集，是大学和临床合作伙伴的双重雇员，是理想的问题大师人选（代表我们的利益相关者的声音）。设计参考了几个重要的设计工件，其中包括根据经验得出的用例场景、决策人物、自我护理管理的自然决策模型和需求文件（如 Cornet 等，2019；Daley 等，2018；Holden，Joshi 等，2018）。我们迭代创建了 10 个交互式原型，在 3 个时间间隔内，进行了用户测试会议冲刺。

测试冲刺使用的是渐进式原型和不断增加的样本量。第一轮是 4 个用户，第二轮是 8 个，第三轮是 12 个。测试是在实验室环境下进行的，但在最后一轮，为了加强真实性，我们创造了一些场景，模拟 P2P 在扮演的 14 天内的纵向使用，正如我们在先前的研究中所做的那样（Cornet 等，2017）。在每个测试冲刺期间，我们收集了以下方面资料：①用户在执行预设任务过程中说出自己想法的视频记录和书面观察笔记；②自我报告的可用性；③ NASA 任务负荷指数衡量的工作量；④ 33 项技术接受度调查；⑤人口统计和医疗数据。我们的测量方法经过选择和调整，以适用于老年患者参与者。例如，我们使用了针对认知障碍人群和老年人的简化系统可用性量表（SUS）（Holden，2020），如表 10-3 所示，这是在 2016 年进行了调整的版本。最后，团队的三位外部专家使用为该项目修改的框架对 P2P 进行了独立的启发式评估，该框架基于 8 项良好设计综合原则（Holden，Voida 等，2016）。

表 10–3　针对认知障碍人群和老年人的简化系统可用性量表

考虑使用这些系统时……	非常不同意（每项问题圈出一个答案）非常同意				
1. 我愿意经常使用（该系统）	1	2	3	4	5
2.（该系统）对于我来说太复杂了	1	2	3	4	5
3.（该系统）使用简单	1	2	3	4	5
4. 我非常需要他人帮助来使用（该系统）	1	2	3	4	5
5.（该系统）的各部分整合得很好	1	2	3	4	5
6.（该系统）让我很困惑	1	2	3	4	5
7. 我很快就学会了使用（该系统）	1	2	3	4	5
8.（该系统）很难用	1	2	3	4	5
9. 我使用（该系统）很有信心	1	2	3	4	5
10. 在使用（该系统）之前我需要先学习很多东西	1	2	3	4	5

改编自系统可用性量表 SUS，Bangor 等，2008

四、总结

　　正如本书其他部分所见（第 9 章和第 11 章），患者工效学得益于使用一般方法进行数据收集、设计和评估（Holden，Cornet 等，2020）。同时，我们还应该应用新兴方法（Novak 等，2016）（见本书第 12 章），并使标准方法适应患者工作的独特特点（Holden 和 Mickelson，2013）。鉴于对标准方法和改编方法的需求，我们在此提出了通用的敏捷创新流程和更加具体的定制方法，如简化的 SUS 和 P-CTA。除了这些方法本身，在患者工作的背景下实施这些方法也有独特的考虑因素。

　　我们提出了在设计和评估患者和家属创新方面的几个未来方向。首先，我们鼓励追求学术和非学术团体之间的合作，以加快创新进程，同时保持适当的循证设计及评估。其次，我们提倡患者、家属和社区利益相关者作为创新的共同设计者参与，而不仅仅是"信息提供者"或"测试者"（见本书第 13 章）。最后，我们常常认为人因和相关学科的项目范围限制在设计和形成性评价内。我们建议扩大范围，增加包装、实施和传播干预措施的环节。在 P2P 案例研究中，我们可以与卫生系统信息学和临床领域、患者咨询委员会、设备供应商合作。这样的步骤要求人因学专家学习如何与企业家、保险公司和其他非典型的合作伙伴进行合作。

致谢

智能按钮的例子（图 10-1）是由颁给 Preethi Srinivas 和 Richard Holden 博士的 Regenstrief 创新奖支持的 Happy Medium 项目中的一个。"给患者权力"（P2P）项目是由 AHRQ（美国卫生保健研究与质量管理处）授予 Holden 博士的奖项（R21 HS025232）支持的。我们感谢 P2P 团队、患者顾问和研究参与者对该项目的贡献。以上内容完全由作者负责，不代表 AHRQ 的官方观点。

第 11 章 用于分析患者工效学 实验研究的定量方法

Kapil Chalil Madathil　Joel S. Greenstein　著

本章的目的是向患者工效学研究人员展示，如何应用一些基本的定量方法，来总结和分析从实验中收集到的数据。患者工效学研究患者和其他从事健康相关工作的非专业人员的需求，然后设计、开发并评估与特定患者群体、环境和条件有关的干预措施。实验研究通常在干预措施的开发和评估阶段进行。例如，在模拟或真实环境中收集参与者的一系列观察结果，同时有目的性地操纵特定变量来回答特定的研究问题。这种患者工效学研究会产生定量数据和定性数据。患者工效学研究人员使用统计方法来总结描述定量数据，之后对趋势和关系做出信心判断。

患者工效学研究中的定量实验研究可用来支持一系列广泛的目标，其中包括探索那些与提高患者工作有关的变量（Chalil Madathil 等，2013；Scharett 等，2017；Valdez 等，2017），了解干预的效果（Graham 等，2011；Turner-McGrievy 和 Tate，2011；Valle 等，2013），验证因果关系（Abrutyn 和 Mueller，2014；Milner 等，2014），对系统进行功能分析，比较多个系统，以期通过以上工作来提高患者的幸福感（Chalil Madathil 等，2013；Agnisarman 等，2017；Narasimha 等，2018）。

本章概述了从患者工效学研究中收集到数据的类型，并介绍一套精选的统计方法，可供患者工效学研究人员用于分析实验结果并得出结论。在第一部分描述的案例研究中，我们从患者的角度探讨了对话式方法对收集家庭健康史（family health history，FHx）的效果。对话式方法使用户在用户界面内参与对话，来收集并显示他们的 FHx 数据。为了探索是否应该实施这样一个系统来收集家庭健康史，需要回答如下问题。

- 与传统的、基于表格的数据收集系统相比，对话式方法在 FHx 收集所用时间和所犯错误方面是否有实际的区别。
- 与传统的、基于表格的数据收集系统相比，对话式方法是否提高了可用性、降低了工作量负担、适应患者的偏好、提高患者满意度。

通过这个案例研究，我们演示了可用来总结数据、计算误差范围，以及确定两个总体的统计学显著差异的统计方法。

一、个案研究：家庭健康史收集的对话式界面

患者的家庭健康史有助于临床医生在更早、更容易治疗的阶段诊断和管理疾病风险。尽管有价值，FHx 在临床上往往利用不足，因为临床医生往往缺乏收集详细 FHx 所需的时间和专业知识（Reid 等，2009）。为了克服这一限制，各种政府、学术和商业组织已经开发了各种各样的 FHx 工具，帮助患者在诊所外收集整理自己的 FHx 信息（Welch 等，2018）。大多数 FHx 工具由网络表单、表格或一系列带有问题的界面组成，来收集用户的数据。尽管研究人员发现，这些 FHx 工具的各个方面一般都被患者所接受，但在研究环境之外，FHx 工具的利用率仍然很低。此外，人们对这些工具对低文化水平、资源不足人群的可用性和适宜性表示担忧（Wang 等，2015）。为了改善医疗护理中 FHx 的使用，研究人员开始探索使用人工对话实体（聊天机器人）和虚拟助手作为收集 FHx 的新方法。在基于对话的界面内，用户不必填写数页网络表单、表格、查看下拉菜单和单选按钮，而是以自然、直观的方式——通过对话的方式进行。这些聊天机器人使用户参与到关于他们 FHx 信息的对话互动中，类似于遗传顾问从患者那里收集 FHx 信息的方式，这是 FHx 收集的黄金

标准（Corti 和 Gillespie，2015）。

　　由于对话实体的使用时间不长，这一领域的研究是很有限的。需要在加以控制的环境中进行调查，以便在效果、效率、可用性、工作量负担、患者偏好和满意度方面比较对话式界面和传统界面的 FHx 数据收集。本案例将介绍一项实验性研究，通过系统地将其与传统的基于表格的健康史收集系统进行比较，对收集 FHx 的对话实体（图 11-1）进行了评估（Ponathil 等，2018）。

　　研究使用了主体内实验设计来评估和比较对话式方法和传统的 FHx 收集方法。也就是说，同样的参与者，两种界面都使用，实验研究了一个独立变量——数据收集界面的类型。传统的界面是目前版本的 Surgeon General 的"我的家庭健康档案"，包括一个亲属表格和弹出的对话框来输入有关他们的信息。对话式方法包括沿着屏幕边缘的聊天形式的对话，屏幕中央是家族树谱。利用方便取样，研究人员通过电子邮件和口口相传招募了 50 名平均年龄为 34.3（s_D=6.43）的参与者参与本研究。参与者至少年满 18 岁，并有基本的计算机技能。如果他们只使用平板电脑而不使用台式电脑或笔记本电脑，则被排除在外。参与者中没有人以前有过使用电子 FHx 工具的经验。

　　本研究通过电子邮件和口口相传的方式招募了 50 名参与者。为了尽量减少向参与者展示界面的顺序对研究结果的影响，一半的参与者先被展示传统界面，另一半则先被展示对话界面。研究人员向参与者问好，并向他们简要介绍了研究程序。在同意参与研究后，参与者完成了一份预测试问卷，然后得到了一份打印出来的虚构 FHx 场景，其中包括个人信息、家族史和家族中以前的癌症史。研究人员要求参与者完成以下任务：①创建用户档案；②添加他们虚构的家庭健康史；③重新访问平台；④编辑信息；⑤与家庭成员分享信息。当参与者使用第一个界面完成任务后，他们会得到一份关于他们对该界面满意度的调查问卷，然后与研

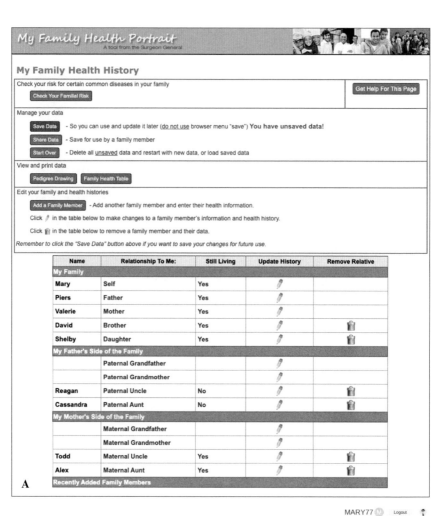

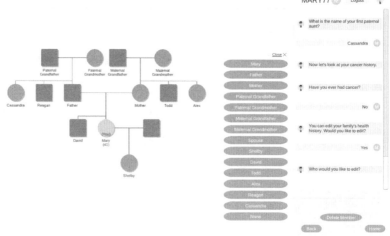

图 11-1　传统的（A）和对话式的（B）FHx 收集界面

究者讨论分享他们在该界面上的操作经历。在体验了这两种应用之后，研究人员请参与者指出他们更喜欢哪种界面。研究人员观察了参与者在执行任务时遇到的困难，记录了他们所犯的错误，并对他们的任务进展进行了计时。

　　测试前的调查问卷收集了人口统计学数据，以及参与者使用互联网和相关应用程序经验的信息。完成每个工具的任务所需的秒数被计算出来，从参与者进入界面开始任务开始计时，到参与者完成任务时结束。每当参与者在一个界面上完成任务后，都会进行问卷调查，以了解参与者认为的该应用程序的有用性和易用性。所问的问题改编自技术接受模型（Davis，1989）、NASA 任务负荷指数（TLX）工作量工具（Hart 和 Staveland，1988）以及 IBM 计算机系统可用性调查问卷（CSUQ）（Lewis，1995）。在使用了这两个界面并完成了相关调查问卷后，参与者完成最后的测试后问卷，对界面的喜好程度进行排序："1"表示更喜欢；"2"表示不太喜欢。

二、从实验性患者工效学研究中收集的数据

　　对于从患者人体工效学研究收集的数据，可根据实验设计、结构和测量类型来确定分析数据的统计方法。完善的实验设计是必要的，以使患者工效学研究人员能够收集被操纵变量影响的可解释比较。一个好的实验设计最起码包括确定的自变量以及它们各自的取值（取值将受控制或保持不变），衡量实验结果的相关因变量，参与者的相关特征和数量，以及被操纵变量的独特状态的复制方案。从实验研究中收集数据有两种常见的方法：主体间或独立设计，以及主体内或重复测量设计。前者是通过不同的参与者群体来操纵自变量，后者是通过同一群体来操纵自变量。我们的案例研究是一个主体内实验设计的例子。我们研究中的自变

量是 FHx 数据收集界面的类型。它在两个层面上被测试——传统的和对话式的。

这样的实验研究中可能会出现两种类型的差异：①系统性差异（由于研究者故意操纵自变量而产生的差异）；②随机差异（由于不受研究者控制的随机因素而产生的差异）。统计方法使我们能够对这种系统性的和随机性的差异进行量化。

数据结构是决定分析方法的另一个因素。它包括结构化和非结构化两个广义的分类。结构化的数据，也被称为定量数据，由诸如评级表、计数、持续时间和类别分类等测量手段组成。非结构化数据的例子包括观察、焦点小组和社交网络上的评论，以及视频和音频记录（见本书第9 章和第 12 章）。

测量类型的特征是衡量标准所包含的与被测建构体有关的信息量，大致分为四类，从信息量最小到最多排序：名称测量、顺序测量、区间测量和比率测量。名称或分类测量指的是一个项目所属的类别（例如，性别或种族）。顺序测量包括项目的等级排序，且没有关于连续等级之间差异大小的信息。在我们的案例研究中，参与者被要求对两个界面的喜好程度进行排序。约 72% 的参与者更喜欢对话式界面而不是传统界面。区间测量提供了关于顺序以及等级之间差异大小的信息。区间量表任意指定一个零分，并在量表上有相等的区间，代表被测变量之间的相等差异。IBM CSUQ 中使用的七点李克特量表就是一个区间量表的例子。CSUQ 的第一个题目，"总的来说，我对使用这个系统的容易度感到满意"，要求回答一个从 1 到 7 的数字，其中"1"表示非常同意，"7"表示非常不同意。比率测量，除了表明顺序以及等级之间差异大小之外，还有一个真零分。真零分意味着被测属性完全不存在。例如，在案例研究中，参与者被要求使用两个界面完成添加家庭成员健康史的任务。参与者在完成这项任务时出错的次数是用来评估界面的一个属性。在这种情况下，零的数值具有具体意义——参与者在完成任务时没有犯错。比率测量允许了平均数、比值和百分比的确定。

表 11–1 列出了我们的案例研究中收集的数据及其各自的测量类型。表 11–2 提供了一些在患者工效学研究中可以收集到的定量测量的例子。

表 11–1　个案研究中收集到的数据及其各自的测量类型

测量类型	案例研究中收集到的数据
名称测量	性别、种族
顺序测量	教育程度、使用计算机的经验、偏好等级
区间测量	IBM CSUQ、改编自技术接受模型的测量方法
比率测量	任务完成时间、任务完成率、NASA-TLX 指数、所犯错误、年龄

表 11–2　患者工效学研究中可以收集到的定量测量的例子

测量方法	例　子
效率测量	任务完成时间、任务完成率、行动频率、错误率
工作负荷测量	NASA-TLX 指数、瞬时自我评估量表、心理工作负荷指数、主要和次要任务表现指标
情境意识测量	情境意识全球评估方法（SAGAT），情境意识评价方法（SART）
生理测量	心率及其变化；眼球注视数据，如眨眼率、眨眼持续时间、凝视次数、凝视持续时间、瞳孔大小变化；生理数据的综合评分；脑电图数据
可用性测量	系统可用性量表（SUS）、用户交互满意度问卷（QUIS）、软件可用性测量清单（SUMI）、计算机系统可用性问卷（CSUQ）、情景后问卷（ASQ）、有用性、满意度及易用性问卷（USE）、普渡大学可用性测试问卷（PUTQ）、终端用户计算满意度问卷（EUCS），以及从技术接受模型中得出的衡量标准
社交网络测量	社会关系、互动、信息流、团体和活动中的成员资格，以及活动的共同参与

统计推断方法使我们能够从样本中得出有关群体的结论。样本是我们感兴趣的人群中参与者的一个子集，我们希望从中获得结论。分析从

患者工效学研究中收集到的数据，就像其他实验研究一样，其中包括确定描述性统计（如平均数、中位数和标准差）以总结收集到的样本数据，然后确定推断性统计（如置信区间和效应大小）以将样本中的发现推广到整个人群。

三、了解数据、数据分布以及误差计算的边际

从患者工效学研究中产生的数据本身是"有噪声的"。也就是说，不是每个参与者都对相同的刺激有相同的反应。同一参与者对重复刺激的反应也不尽相同。为了解数据分布的特点，经常使用视觉方法和正态检验。频数分布、箱形图、茎叶图、概率－概率图和分位数－分位数图是常用的视觉方法，用于探索数据的总体分布，并对是否将某一数据点纳入统计分析做出明智的决定。在我们的案例研究中，图 11-2 显示了 50 位参与者在使用对话式界面和传统界面完成任务时所认为的工作量的频率分布情况。

频率分布可以是对称的或不对称的。一种常见的对称频率分布是正态分布。它有一条钟形曲线，绝大部分数据位于分布的中央附近。图 11-2 所示的工作量得分的频率分布显示了一种对称分布。相反，在不对称的频率分布中，大部分数据集中在分布的一端。非对称频率分布可以是正偏斜的或负偏斜的，前者的频繁数据集中在分布的低端，后者的数据则集中在分布的高端。常用于评估样本分布正态性的统计检验包括 Kolmogorov-Smirnov 检验和 Shapiro-Wilk 检验。这些检验的统计学显著结果表明，分布是非正态的。补充资料提供了关于评估正态性以及分析非正态分布数据的细节（Cohen 等，2014；Cumming 和 Calin-Jageman，2016；Field，2013）。

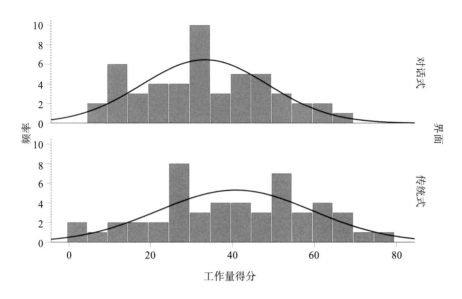

图 11-2　频率直方图显示了对话式界面和传统界面的工作量得分分布

（一）数据归纳

描述性统计包括帮助研究人员总结实验数据的定量方法。有些描述性统计提供有关中心趋势的信息包括平均数、中位数和众数；还有的提供有关数据分散性的信息。平均数是数据集的平均值，中位数是将数据集分成等长的两部分的数值，众数是出现频率最高的数值。尽管算术平均数、中位数和众数被用来概括大多数因变量的中心趋势，但对于某些因变量，如完成一项任务所需的时间，小样本量往往会出现正偏态分布。在这种情况下，可使用几何平均数，因为当分布偏斜时，它能更好地估计人群的中间值。为了量化数据在中心趋势值周围的分散程度，可使用方差、标准差、极差（最大和最小观测值之间的差值）和百分位数等统计量。

（二）置信区间（CI）

由于无法获得整个患者群体的数据，患者工效学研究人员需要根据从小样本中收集到的数据对群体参数进行估计。置信区间（CI）是根据样本数据估计的数值范围，有一定的机会包含群体参数的真实值。任何在置信区间内的值都可以是群体参数的可信值，而在置信区间外的值则被认为不可信（Smithson，2002）。影响置信区间长度的三个因素：①置信度；②数据的变化性，用标准差估计；③样本量。置信度通常按惯例设定为 95%，意味着如果研究人员对群体进行 100 次抽样，计算出的 95% 置信区间将有 95 次包含群体参数的值。在下面的章节中，我们将演示 FHx 案例研究中任务完成度、任务完成时间及主观评价等指标的置信区间计算。

（三）量化成功任务的完成

该案例研究中参与者使用传统界面和对话式界面完成 FHx 信息输入的任务。这产生了成功和失败的二项分布，分别用 0 和 1 表示。在 50 名参与者中，有 46 人能够成功地完成对话式界面的任务。调整后的 Wald 方法（Agresti 和 Coull，1998）可用于计算二项分布的置信区间。Sauro 和 Lewis（2010，2016）讨论了这种方法与其他计算二项分布置信区间方法相比的优点。假设 95% 的 CI，我们可以通过两个步骤计算成功完成任务的置信区间：①计算调整后的比例和调整后的样本量；②使用 Wald 方法计算调整比例后的二项分布置信区间（公式 11-1 至公式 11-3）。

$$\text{调整后的 Wald 比例}, \hat{p} = \left(x + \left(z^2_{\left(1-\frac{\alpha}{2}\right)} \middle/ 2 \right) \right) \middle/ \hat{n} \qquad （公式 11-1）$$

其中，x = 成功完成任务的参与者人数，n = 样本容量。

$$\hat{n} = \left(n + z^2_{\left(1-\frac{\alpha}{2}\right)} \right) = 调整后的样本量 \qquad （公式 11-2）$$

其中，α= 群体参数的真实值在置信区间之外的可能性，$z_{\left(1-\frac{\alpha}{2}\right)}$= 正态分布的临界值［对于 95% 的置信度，$\alpha=0.05$，$z_{(0.975)}$则是 1.96。这个值是由统计表或软件查得的］。则计算结果见公式 11-3。

$$\hat{p} = \left(46 + \frac{1.96^2}{2} \right) \Big/ \left(50 + 1.96^2 \right) = 0.890$$

置信区间，$\mathrm{CI} = \hat{p} \pm z_{\left(1-\frac{\alpha}{2}\right)} \sqrt{\dfrac{\hat{p}(1-\hat{p})}{\hat{n}}}$

$$\qquad （公式 11-3）$$

$$= 0.89 \pm 1.96 \sqrt{\frac{0.89(1-0.89)}{50 + 1.96^2}} = 0.81, 0.97$$

因此，在 95% 的置信度下，我们估计，在我们所抽取的患者群体中，对话式界面的实际任务完成率将为 81%～97%。

（四）量化任务完成时间

对于遵循正态分布的连续数据，我们可以先计算出平均值和标准差，再使用 t 分布来计算置信区间。在我们的案例研究中，50 名参与者在传统界面下完成第一项任务所需的因变量时间的平均值和标准差分别为 76.02 秒和 31.35 秒。各自的置信区间可用公式 11-4 进行计算：

$$\mathrm{CI} = \bar{x} \pm t_{\left(\frac{\alpha}{2},\, n-1\right)} \left(\frac{s}{\sqrt{n}} \right) \qquad （公式 11-4）$$

其中，$\bar{x}$ = 样本均值，n = 样本容量，α = 群体参数的真实值在置信区间之外的可能性，s = 样本标准差，$t_{\left(\frac{\alpha}{2},\, n-1\right)}$ = t 分布的上 $(\alpha/2)$% 的临界点，为 α 和 n 的函数。这个值是由统计表或软件查得的。

当 $\alpha=0.05$，$n=50$ 时，$t_{(0.025,\, 49)} = 2.01$

计算得

$$CI = 76.02 \pm 2.01 \left(\frac{31.35}{\sqrt{50}} \right) = 67.11, 84.93$$

因此，在 95% 的置信度下，我们可以说整个人群完成任务的平均时间为 67.11～84.93 秒。

对于涉及样本量大、数值分散的偏态分布的研究，中位数是对中央趋势的更佳估计。Sauro 和 Lewis（2016）推荐了一种类似于计算百分位数的置信区间的方法来计算中位数的置信区间。Sauro 和 Lewis（2010，2016）发现，相对于算术平均数和众数，几何平均数是对样本量少于 25 人的任务时间的更佳估计。他们说明了计算几何平均数和相关置信区间的步骤（Sauro 和 Lewis，2016）。

（五）量化主观评价量表的回复

从主观评价量表中收集到的回复由区间数据组成。患者工效学研究人员应注意使用可靠的、经过验证的量表，以及可接受的心理测量工具来收集数据。最常见的分析程序包括制订一个综合分数，将多个问题的回答结合起来（如多个问题回答的平均值），或对量表上的每个项目进行单独分析。使用参数方法来分析李克特量表的回复一直存在争议，因为它们不是比率数据。然而，使用模拟及真实数据的研究表明，在分析李克特量表回复时，参数检验是可靠的（Norman，2010）。在我们的案例研究中，我们使用 IBM CSUQ 来分析每个界面的总体满意度。Lewis（1995）建议通过问卷中 1～19 项的平均分来计算总体满意度。然后可用公式 11-4 来计算界面满意度的置信区间。

四、两个总体的比较

　　患者工效学研究经常系统地将干预措施与现有系统进行比较来分析其功效。在我们的案例研究中，我们在完成任务的所需时间和错误率、所认为的工作量以及用户满意度方面，将传统界面和对话式界面进行了比较。样本量、数据的变化度以及两个界面之间性能差异的大小是决定统计学显著差异的关键因素。只要我们有足够大的样本量，足够低的数据变化度，且两个界面因变量的数值之间有足够大的差异，我们就能做出有把握的判断。为了确定区间数据或比率数据的平均值之间的统计学显著差异，我们可以使用 t 检验。要想进行 t 检验，需要满足以下四个假设：①分数差异的抽样分布具有正态性；②被比较的两个数据集的方差相似；③参与者提供的回复与其他参与者的回复是相互独立的；④样本对患者群体具有代表性。独立样本 t 检验适用于使用主体间实验设计、不同的参与者被分配到不同的条件的研究。非独立样本 t 检验适用于分析采用主体内实验设计的研究，如我们的案例研究，其中参与者两种界面都使用。评估使用公式 11–5 计算置信区间。

$$\mathrm{CI} = \hat{D} \pm t_{\left(\frac{\alpha}{2},\, n-1\right)}\left(\frac{s_D}{\sqrt{n}}\right) \qquad （公式 11-5）$$

　　其中，$\hat{D}$ = 两样本数据差值的平均值，s_D = 两样本数据差值的标准差，n = 样本容量，α = 群体参数的真实值在置信区间之外的可能性，$t_{\left(\frac{\alpha}{2},\, n-1\right)}$ = t 分布的上 $(\alpha/2)\%$ 的临界点，为 α 和 n 的函数。这个值是由统计表或软件查得的。当 $\alpha = 0.05$；$n = 50$ 时，$t_{(0.025,\, 49)} = 2.01$。

　　在非独立样本 t 检验中，我们分析两个条件下的数据的差异。在我们的案例研究中，我们使用用户总体满意度这一因变量，说明计算置信区间的步骤。传统界面和对话式界面的平均总体满意度得分分别为 5.62（$s_D = 0.86$）和 4.72（$s_D = 1.32$）。首先，我们需要计算两种情况下的数据之差的平均值和标准差；$\hat{D}$ =0.897；s_D=1.473。然后我们可以按照下面的方法计算出置信区间：

$$\text{CI} = \hat{D} \pm t_{\left(\frac{\alpha}{2},\ n-1\right)} \left(\frac{s_D}{\sqrt{n}}\right) = 0.897 \pm 2.01 \left(\frac{1.473}{\sqrt{50}}\right) = 1.32, 0.48$$

因此，在 95% 的置信度下，两界面的总体满意度差异在 0.48～1.32。由于置信区间的下界限大于零，所以这个差异在 0.05 的 α 水平上是有统计学意义的。下面可以继续计算效应大小，这是衡量研究结果大小的标准化措施，以衡量它是否具有实质性。皮尔逊相关系数 r 和 Cohen's d 等措施是常用的效果大小的衡量标准。使用 t 统计量和自由度（n-1）的皮尔逊相关系数 r 的计算方法如下（公式 11–6）。

$$t = \hat{D} / \left(\frac{s_D}{\sqrt{n}}\right) = \frac{0.897}{\left(\frac{1.473}{\sqrt{50}}\right)} = 4.31$$

（公式 11–6）

$$r = \sqrt{\frac{t^2}{(t^2 + df)}} = \sqrt{\frac{4.31^2}{4.31^2 + 49}} = 0.5$$

01、0.3、0.5 的皮尔逊相关系数，分别代表小、中、大的效果。因此，我们实验中 0.5 的效应大小，代表较大的效应，代表一个实质性的发现。因此，我们可以做出有把握的判断：对话式界面的满意度明显高于传统界面，t（49）=4.31，$P<0.05$，r=0.5。图 11–3 显示了用图形描述结果的柱状图。

方差分析（ANOVA）用于分析有两种以上情况的数据。非参数检验用于分析非正态分布的数据。非参数检验通常采用排序的方法，生成一个数据集，其中高分用大序号表示，低分用小序号表示。最常用的非参数检验包括 Mann-Whitney 检验、Wilcoxon 等级检验、Friedman 检验和 Kruskal-Wallis 检验。Cohen 等（2002）和 Cumming、Carin-Jageman（2017）介绍了这里所提到的统计分析的细节，以及独立 t 检验、ANOVA 和非参数检验的细节。

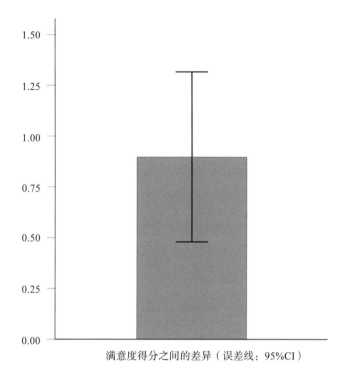

图 11-3　在 95%CI 下，表示满意度得分差异的柱状图

五、对患者工效学研究人员的建议

患者工效学的定量实验研究在提高医疗质量和效果方面发挥着重要作用（表 11-3）。例如，已有文献报道了一些实验研究，研究评估患者使用的或使用患者数据的技术的设计和功效，其中包括电子同意书（Chalil Madathil 等，2011；Madathil 等，2013；Sanderson 等，2013；Koikkara 等，2015）、远程监控和远程医疗系统（Agnisarman 等，2017）、电子健康记录（Ratwani 等，2018；Ponathil 等，2019）、决策支持系统（Chalil Madathil，2013；Khasawneh 等，2018），以及在线医疗

社区（Chalil Madathil 等，2013；Narasimha 等，2019）。

表 11-3 患者工效学的实验研究实例

目标	干预措施	结果衡量标准	分析方法	关键发现
评估电子知情同意系统在医疗背景中的效果（Madathil 等，2013）	基于平板电脑的电子知情同意系统	任务完成时间、出现的错误、NASA-TLX 指数和可用性	描述性统计和方差分析	• 完成任务的时间没有明显差异 • 参与者认为新系统比传统系统更具有可用性
评估家用远程医疗系统的可用性（Agnisarman 等，2017）	四个家用远程医疗软件平台	任务完成时间、出现的错误、NASA-TLX 指数和可用性	描述性统计和方差分析	不方便的会话启动阶段、糟糕的界面和低信息质量导致用户满意度较低
评估为平板电脑开发的电子健康记录样品的可用性（Karahoca 等，2010）	移动急诊部门软件以及移动急诊部门软件 Iconic	任务完成率、平均完成时间和可用性	描述性统计和独立样本 t 检验	移动急诊部门软件 Iconic 的可用性评价高于移动急诊部门软件
评估电子健康记录的可用性（Ratwani 等，2018）	电子健康记录系统（Cerner 和 Epic）	任务持续时间、完成每项任务所需的点击次数和准确性	描述性统计和方差分析	任务完成时间、点击次数和错误率有很大的变化性。突出了改进评估和实施过程的需要
评估概念图和思维导图对提高患者知情同意书理解力的效果（Koikkara 等，2015）	思维导图和概念图	任务持续时间、理解力、NASA-TLX 指数和可用性	描述性统计和方差分析	与基于文本的同意书表格相比，概念图和思维导图提高了知情同意书的理解程度
评估卵巢癌患者及其支持者的信息需求（Chalil Madathil 等，2013）	无	所需信息类型：卵巢癌特定信息、治疗相关信息或应对信息	内容分析和多指标逻辑回归	与治疗相关的信息是患者寻求最多的类型，而应对信息是支持者寻求最多的类型。当论坛帖子的语气消极时，信息寻求者更有可能寻找卵巢癌特定信息

　　研究目标应指导患者工效学研究的数据收集和分析计划。此外，合理的实验设计是患者工效学定量研究的关键，因为它使研究者能够使用多种统计分析方法来形成看法和结论。实验设计不应是使用统计方法的结果；相反，研究问题和实验设计应指导数据分析方法。

　　患者工效学研究的一个重要挑战是获得高质量、及时、充分和可操作的证据。最近的一些患者工效学研究利用众包应用（如 Amazon Mechanical Turk）和网络调查小组（如 Qualtrics 研究服务）从有代表性的患者群体中收集数据。例如，近期的患者工效学研究（Agnisarman 等，2018；Chalil Madathil 和 Greenstein，2018）利用 Amazon Mechanical Turk（亚马逊土耳其机器人）收集数据，以了解在公共医疗报告中添加叙事以帮助患者的决策过程的有效性。调查此类众包平台作为行为测试平台的有效性的研究表明，网上进行的研究可以提供像传统实验室研究得到的那样的结果（Mason 和 Suri，2012；Paolacci 和 Chandler，2014；Peer 等，2014）。先验分析（a priori power analysis）等方法可用于确定实验研究所需的参与者数量。Myers 等（2013）详细描述了功效分析方法。

　　在进行任何统计测试之前，应使用图形来探索研究数据的性质。统计检验是基于对群体和数据的假设的。统计检验结果的有效性取决于这些假设的满足程度，违反这些假设会导致不可靠的推论。患者工效学研究可能会产生具有极端偏度和离群值的非正态分布的数据。在这种情况下，稳健的统计方法（即一套分析方法，其中对检验假设的偏离不会影响推断）是合适的。Cumming 和 Calin-Jagemen（2016）提供了关于稳健统计方法的详细概述。

　　空白假设显著性检验（NHST）或许是过去患者工效学研究者用来分析实验结果的主流方法，这种方法制订被称为"实验假设"和"空白假设"的可检验语句来了解干预措施对患者群体的影响。实验性假设表明效果的存在，而无效假设表明效果不存在。在 NHST 方法中，研究者在显著性水平上设定一个标准，通常是 0.05，并决定是否拒绝它（$P < 0.05$）或接受它（$P \geq 0.05$）。相比之下，出于各种原因，包括便于研究者和受众理解，Cumming 和 Carin-Jagemen（2016）建议提出研究问题，并使用区间效应大小估计值来分析数据、产生推论，我们选择了这种方法并延续至今。

在本章中，我们说明了一些基本的定量方法，用于总结归纳患者工效学研究的结果。其他参数方法，如相关、回归和方差分析以及非参数方法也可适当地用于患者工效学研究。

第 12 章 患者工效学的新兴方法

Mustafa Ozkaynak　Laurie Lovett Novak　Yong K. Choi

Rohit Ashok Khot　著

本章讨论了四种新兴的数据收集以及干预递送的方法，以支持患者工作：①定性方法；②增强型现实以及虚拟现实；③物联网（IoT）和传感器；④游戏化。尽管这些方法既可以用于数据收集，也可用于干预递送，我们强调①和②是如何支持数据收集的，③和④是如何支持干预递送的。我们对在患者工作中这些方法的使用研究进行了综述，并讨论了它们的优势和缺点。我们提供了使用这些方法的案例，或者在没有案例的情况下，讨论其潜在的用途。

一、新兴的定性方法

长期以来，定性方法用于产生有关日常生活中健康和疾病经历（也包括技术的作用和影响）的丰富数据。传统的方法包括人种学调查、活动观察、访谈、焦点小组、调查、文件和物品分析，以及空间分析（见本书第 9 章）。患者工作研究人员拥有新的工具和方法来获得丰富的描述日常生活中疾病和护理经历的数据，并通过解释数据来为设计新干预措施提供启示。

（一）数据收集方法

人种论为背景活动的理解设定了高标准。人种志工作者在当地环境中与研究参与者接触，记录与客观环境、社会规范、人工制品及其他因素有关活动的详细描述。人种志将空间和时间关系纳入考虑范围。研究人员利用技术优势来增强、简化人种学数据的收集。视频人种学（Pink等，2017）能够捕捉参与者对事件的叙述，丰富了数据并有助于随后的数据解释。电子日记（Hewitt，2017）和有声照片（Chew和Lopez，2018）是获得参与者产生的数据的方法，通过给他们时间来思考他们提供的文本和图像，可获得有关参与者经历的新想法（案例见本书第9章）。各种应用程序和工具都可以让参与者通过语音、文字和图像或视频捕捉来记录他们的经历。然而，这些研究的参与者的招募和维持可能很困难（Filep等，2018；Hayman等，2012）。为了解决这个问题，研究人员设法与参与者保持联系，鼓励他们完成所要求的文件。电子日记和有声照片的方法在短时间内应用时效果最好（Hayman等，2012）。例如，要求青少年在6个月内记录他们糖尿病的经历，可能会产生对研究方案的不遵守情况。然而，让他们在学年期间记录一周的经历，在暑假期间记录一周的经历，可能会产生关于学校是如何安排他们活动的有趣数据。例如，学校的上课时间是如何创造了早晨时间表的，其中包括在每个工作日的同一时间吃饭、监测血糖、注射胰岛素，或者在上学期间，背书包是如何使青少年一整天随身携带血糖监测仪和胰岛素笔的（或放在附近的储物柜中）。相反，在暑假期间，可能需要提醒青少年监测血糖情况或在去湖边游玩时带上所需物品。

鉴于手机的普遍性和廉价相机、录音机的可用性，用于捕捉健康相关工作中不同地点的影响的方法也不断出现（Richardson等，2019）。将捕获的数据与地点信息系统工具联系起来（Oyana，2017），使研究人员能够在比家庭或工作场所更大的范围内确定患者工作的空间模式。通勤模式、社会互动和其他日常行为揭示了干预和建立自我护理适应力的机会。

随着 Facebook 和 Twitter 等社交网络的兴起，社交媒体研究也急剧增加。这些资源对于捕捉大量的帖子是非常有帮助的。群体层面的社交媒体定量研究旨在确定发布的信息或搜索词与健康相关结果之间的关系。鉴于捕捉公共卫生数据的困难，尽管存在准确性的问题，这仍是很有吸引力的（Lazer 等，2014）。社交媒体定性研究可进一步深入到数据中，不仅仅是提到一个词或得到一个"点赞"，而是进一步探索人们真正谈论的内容，以及这些话题与健康的关系。一些研究需要获得参与者的社交媒体帖子，如一个对产后抑郁症的研究（Choudhury 等，2014）。与社交媒体数据使用相关的伦理问题在隐私和知情同意方面尤其具有挑战性（Rothstein，2015），我们建议研究人员与机构伦理委员会密切合作，以建立合适的招募及数据采集方法。

（二）数据分析

定性数据分析的基本过程包括应用数据和理论来获得观点。这一点没有改变；然而，新兴的工具可促进这一过程。基于网络的定性数据分析（QDA）工具使定性研究团队能够同时对定性数据进行编码和分析，并越来越多地与参与者合作（Jennings 等，2018）。团队成员可能分布在不同的地点或在不同的班次时间工作。在线会议工具可以让团队一起讨论分析数据（包括将结果可视化）。一个例子是 Dedoose™ QDA 工具中提供的"代码共现"图，它能够快速评估数据中的主题重叠，有时可产生调查人员容易忽略的出乎意料的见解。QDA 工具通常包括测试编码者间的评分者信度的功能。

众所周知，患者和照顾者的故事具有丰富的细节（Gubrium，2009）。分析故事的方法可以从内容分析和叙事分析的传统中获得（Carson 等，2017；Robillard 等，2017）。内容分析可使用基于计算机的自然语言处理能力进行三角分析（Renz 等，2018）。在多媒体和参与式数据收集中，调查者可能会面临由参与者制作的视频和音频组成的故事，以及相应的采访记录和现场笔记。经过思考的数据管理方法有助于通过适当的联想来保存这些记录的背景。学术研究团队通常还包括学生和其他临时人员。在项目的早期进行数据分析是有帮助的，可利用收集数据的工作人员的知识，而不是事后拼凑各种方法。

二、虚拟现实及增强现实技术

虚拟化或虚拟现实技术（VR）是指利用计算机技术创建环境（如家庭和社区）的虚拟（即模拟）表现。增强现实（AR）是指使用技术将信息（声音、图像和文本）叠加在已可视化的东西上。VR 开发出计算机生成的环境，让用户与之互动，并沉浸其中。AR 增加了人们通常看到的现实，而不是取代它。AR 包括实时添加到现实世界中的合成物体，用有用的相关信息来丰富现实（Azuma 等，2001）。AR 用户看到的是真实的世界，只是在这个真实世界中，虚拟物体被放置或叠加其中，形成了用户所看到的一部分，感觉到虚拟和真实物体共存于同一空间。

在 VR 环境中的沉浸感主要是通过视觉、听觉和触觉的刺激来实现的，这些刺激模拟了现实世界中的三维视觉、听觉和触觉线索。在视觉上，这是由台式电脑、头戴式显示器或洞穴自动虚拟环境技术传递给用户的，它们从用户的每只眼睛的角度呈现计算机生成的 VR 场景的图像。沉浸感的定义为用户感觉存在于计算机生成的图像环境中，而不是他们实际的活动环境中的程度。VR 可以通过提供一个在进行各种自我管理活动时评估环境的各种特征的机会来应用于患者工作研究（Brennan 等，2015）。研究客观环境和活动之间的关系，以及这种关系如何影响其他现象，如认知和习惯形成，可以为各种干预措施提供信息，以支持个人需求，并在各种情况下改善患者的结果，不同的情况包括糖尿病、疼痛管理和体重管理等（Werner 等，2018）。

虽然 VR 和 AR 的应用更多地是由临床医生所使用（如用于培训），但它们为新型的患者工作研究提供了潜在的改善患者结果的可能。通过让参与者沉浸在多感官、外观逼真的环境中，有可能在不同的地点模拟患者的生活环境。例如，在出院期间模拟他们家中的环境（Brennan 等，2015），研究线索呈现的效果（Baumann 和 Sayette，2006；Pericot-Valverde 等，2016），支持康复和认知训练（如脑卒中患者），以及为痴呆症患者提供认知辅助（Hayhurst，2018）。AR 有助于对肥胖症或药物成瘾患者进行线索暴露研究（Giglioli 等，2016）或患者的饮食教育（如计算碳水化合物）（Domhardt 等，2015）。线索暴露是考察刺激和反应之间关系的一种有效方法。VR 使研究人员能够有效地检验各种刺激 – 背景组合和参与者反应之间的联系。理解这些联系可以为日常生活环境的重新设计提供信息，以帮助患者做出明智的决定。此外，AR 还可促进患者对线索做出更有利于健康的反应（Metcalf 等，2018）。

目前，在日常生活环境中使用 AR 和 VR 的挑战包括：技术问题（如网络连接、应用稳定性和电池寿命）、沉浸感的实现、可用性（如烦琐的滑动和手势，以及认知过载）和晕 VR 现象。

三、传感器和物联网

长期以来，传感器技术的使用一直是现代医疗系统的一个组成部分，特别是在临床环境中对患者进行生理监测。然而，由于信息技术的进步和低制造成本，传感器变得更加实惠普遍，其影响和使用不断扩大到临床环境之外的日常生活中。随着物联网的引入，传感器的普遍使用得到了加强，物联网指的是配备互联网连接的设备和传感器的网络体系，网络连接使它们能够发送接收数据（Höller 等，2014）。如今，患者和非正式护理人员可从一系列智能传感器中选择，客观地收集实时数据，以解决他们的独特需求和与医疗条件有关的挑战，并促进自我管理。

（一）评估家庭环境中的患者工作（智能家居）

将传感器技术用于患者工作的一个突出重点领域是，通过嵌入式传感器和可穿戴设备或穿戴式传感器，收集和监测患者在其家庭环境中的疾病和健康状况数据。传感器系统结合了被动监测和主动监测；通过对患者的健康参数、日常活动和行为模式的整体监测，创造了一个"智能"家庭环境；并提供有针对性的支持（Demiris 和 Hensel，2008）。

智能家居环境有潜力为患者培养一个安全的环境，同时使患者工作更容易、更方便。由人工智能驱动的数据分析和智能家居系统可以识别健康的潜在模式，检测异常活动，并促进早期干预以防止不良健康事件。例如，可在整个家中放置传感器，以检测运动、声音、生命体征或其他环境情况。这些传感器产生的数据可以通过物联网网络进行整合，由数据监测服务进行处理和分析。如果在预先设定的时间段内没有检测到运动，编程系统可向护理人员或紧急医疗服务发送通知。

通过智能家居传感器的数据，患者可以更清楚地了解他们的日常生活和行为，并在个人背景下理解它们。对健康参数、行为，以及它们对日常生活活动的影响的自我意识，对于制订适当的自我管理应对策略尤为重要。机器学习算法的最新进展成果可以分析来自多个传感器的数据，对患者的日常生活活动进行正确的分类和归类，以评估他们的能力状态（Ghayvat 等，2015；Suryadevara 等，2013）。这些算法可以推断出用户在整个日常生活中的活动。例如，可以用来鼓励那些久坐不动的人进行体育锻炼（Consolvo 等，2008）。

使用传感器技术进行数据收集是很有吸引力的，因为它可以客观地收集关于患者及其家庭环境的生理、行为和环境数据。这就规避了传统数据收集方法的局限性，如日记，它依赖于主观经历和回忆（见本书第9章）。主观方法的结果容易产生回忆偏差，当研究参与者不能记起以前的事件或经历，或者报告不一致时，就会产生系统误差（Althubaiti，2016）。因此，主观数据可能无法准确反映患者的实际行为，限制了可操作的建议。

（二）物联网传感器在睡眠管理中的应用

结合了传感器的睡眠自我管理策略有潜力使患者能够跟踪记录并改善他们的睡眠质量。随着智能手机的普及，已经开发出利用智能手机中的嵌入式传感器来自我监测活动水平并可视化睡眠模式的 Depose。这类应用程序通常指示用户将手机连接到充电器，并将其放在睡眠表面或枕头下，以被动地收集数据。利用这些数据，睡眠追踪应用程序可以提供有关睡眠模式的信息（如睡觉时间、起床时间和平均在床时间）。此外，消费级可穿戴设备，如腕戴式活动追踪器和智能手表，也为用户提供使用专有算法的睡眠相关参数估计，其中包括睡眠的浅层、深层和快速眼动阶段的时间（Choi 等，2018）。可穿戴设备可以收集生物测量参数，如心率和血压，并有潜力提供比基于智能手机传感器的应用程序更详细的评估。然而，人们也会谨慎审查可穿戴设备产生的睡眠估计值的不准确性，它也不能用来替代在睡眠实验室中通过多导睡眠图收集的数据（Haghayegh 等，2019）。腕戴式传感器的局限性还包括有限的电池寿命和睡眠时佩戴设备的不适感。尽管有这些缺点，消费级物联网传感器为长期睡眠监测提供了简单而经济的手段。

（三）物联网传感器在跌倒检测中的应用

能够自动检测跌倒的传感器是老年人医疗警报系统的一个重要组成部分。现已研究了不同的技术和方法来检测甚至预测与跌倒有关的伤病，例如使用可穿戴设备（Wang 等，2014），声学检测（Salman Khan 等，2015），或者保护隐私的运动捕捉图像（de Miguel 等，2017）。跌倒检测传感器系统可以检测到滑倒和跌倒，并自动向紧急联系人或当地紧急医疗服务机构求援。因此，算法必须是稳健的，并具有高度的精确性和准确性，以避免错误警报引起的问题。

（四）物联网传感器在糖尿病管理中的应用

集合了经济实惠的智能生物传感器的数字解决方案可以准确地捕捉健康参数，如血糖水平、血压和心率。有了这些传感器，患者就可以在家庭环境中随时获得用于糖尿病自我管理的信息。可穿戴的连续血糖监测系统最近取得新的进展，它可以全天无缝跟踪记录血糖水平，而不是通常用手指棒获得的单一时间点的简短快照。通过连续的数据流，基于机器学习的决策辅助算法被用来帮助患者确定正确的胰岛素剂量。

（五）挑战

基于物联网的传感器系统使患者工作得到了全面的改进，最大限度地提高了个人的自我管理能力，并提供了在医院环境内外收集患者数据的方法。然而，尽管有许多潜在的好处，使用物联网设备来收集管理患者数据为患者工效学研究人员带来了重大的隐私和安全挑战。目前，消费者设备，如智能手机、可穿戴设备和其他收集健康数据的基于物联网的系统，如果数据是为个人使用、由非医疗实体收集的，则不受《健康保险可携性和责任法案》（HIPAA）的监管。

无论是否需要 HIPAA 合规保障措施，研究人员都必须纳入严格的数据治理控制，以处理使用这些新兴方法收集的患者数据，尽量减少数据安全风险并保护患者隐私。首先，研究人员必须充分告知他们的研究参与者，使用这些新兴工具和相关数据治理程序所涉及的隐私和安全风险程度。必须认真设计知情同意程序，尽量减少技术术语的使用，并适应不同程度的数字信息系统知识水平（O'Connor 等，2017）。研究人员应尽可能为参与者提供对其健康数据分类和权限的细粒度控制，以尊重他们的隐私。在分析或分享之前，必须对所收集的数据进行匿名处理，使用复杂的去身份化方法来删除任何个人身份信息（去身份化）（美国国家生命与健康统计委员会，2019）。

研究人员还必须考虑患者对新兴技术工具的各种采用障碍。以前的研究表明，隐私问题是在家庭环境中采用传感器技术的一项主要障碍（Chung，2014；Demiris 和 Hensel，2008；Reeder 等，2016）。患者可能会不愿意使用或直接拒绝一些健康监测设备，因为他们认为别人会觉得他们身体虚弱，自主性有限（Demiris 等，2004；Steele 等，2009）。此外，研究人员必须意识到，新技术的成本和获取可能会造成或扩大健康差异。

四、游戏化

游戏牢牢扎根于人类文化之中，极大地影响了我们的社会和休闲生活。游戏是由规则、结构、自愿性、不确定的结果、冲突、象征和不同比例的解决方案的组合产生的。游戏刺激了人们的求知欲、成就感、社会认同、认知以及自主权（Blohm 和 Leimeister，2013）。游戏化是在非游戏的背景下使用游戏设计元素，例如患者对慢性病的自我管理（Deterding 等，2011）。这些设计元素包括行为记录、评分系统（徽章和奖杯）、排名（等级、积分、级别和排行榜）、团体任务（社交循环和培训）、时间压力、挑战性任务、游戏任务、故事、主题形象和虚拟世界（Blohm 和 Leimeister，2013）。

游戏化可用来开发有潜力能更好地促进自我管理、提高依从性的应用程序（Sardi 等，2017）。它们可以针对广泛的受众：儿童、青少年，以及健康和患病的成年人。以前的慢性病管理研究利用游戏化通过激励患者完成健康行为的改变（Borghese 等，2013；Hu 等，2014；Munson 和 Consolvo，2012）。基于游戏化的干预措施之所以成功，原因包括以下方面：①采用游戏体验的好玩之处，并对其进行重构，使通常枯燥的活动成为令人愉快、具有竞争性和吸引力的活动；②使用视觉美学和游戏机制来促进与其他玩家的游戏和互动，同时产生巨大的乐趣和娱乐；③通过改善慢性病患者对药物和治疗计划的坚持，为他们提供帮助；④通过社交分享（如在线帖子）和即时通信，改善用户之间的沟通和双边鼓励（Sardi 等，2017）。

尽管游戏化方法有很多好处，但在患者工作中的实施也有很大的挑战（Sardi 等，2017）。第一，游戏化效果的长期可行性仍是未知数。一些游戏机制（如积分和徽章）并没有在用户的能力和健康技能方面提供有形的健康驱动的意义，而且它们在应用程序的显示上可能会有偏差（Zuckerman 和 Gal-Oz，2014）。第二，一些游戏化应用为一项不需要大量努力的活动提供了很大的奖励。第三，乐趣和激励并不是个"一刀切"的方案；对于一个人来说似乎有激励作用的游戏元素对于另一个人来说可能并不适用。

五、个案研究：摄食

从人机交互（HFI）的角度看，摄食是人机交互的一个新的分支学科，它研究技术在支持饮食相关做法中的作用：我们是如何种植、烹饪、食用和处置食物的（Comber 等，2014）。这个新兴领域的很大一部分致力于理解并支持健康的饮食行为，这涵盖了患者工作的一个重要部分，同时也带来了方法上的挑战。

健康、均衡的饮食可以改善整体健康，并可能影响慢性疾病。然而，大多数人都很难将均衡的饮食纳入他们的生活方式中。相反，他们的饮食是高热量、高饱和脂肪、高糖分的，而水果、蔬菜和纤维含量低。这种不健康的饮食导致了不利的健康状况，如肥胖（Camilleri 等，2016）。

研究人员已探索应用技术来改变这种行为并鼓励更健康的饮食习惯（Khot 和 Mueller，2019）。与传统的医疗服务不同，这里的重点不在于临床医生评估患者的饮食摄入量以制订行为改变计划，而是赋予个人权力，让患者对自己的健康和饮食行为负责（Kalantarian 等，2017）。在这种模式下，个人负责使用手动或自动的方法跟踪记录自己的饮食行为，其中技术可以通过新颖有趣的方式提供反馈，帮助个人了解所收集的数据。我们接下来描述一些常用的自我监测饮食行为的方法。

（一）饮食日记

饮食日记是一种常用的方法，鼓励人们记录他们的饮食习惯，以帮助他们对自己的饮食行为进行反思。最简单的饮食日记形式是使用笔和纸。然而，这很耗费时间，而且容易出现意外的数据记录错误。作为解决方案，商业的饮食追踪应用程序（如 MyFoodDiary 和 MyFitnessPal）用于饮食日记，可以最大限度地减少潜在的数据记录不准确，同时允许用户在食物数据库中轻松搜索膳食的组成部分，以检索与日常目标和摄食有关的营养事实（如热量、蛋白质、碳水化合物等）。然而，这些应用程序在跟踪记录多样化的膳食以及适应人们的具体需求方面有局限性。例如，患有肠易激综合征（Karkar 等，2017）和饮食失调（Eikey 和 Reddy，2017）的人需要根据他们的生活方式和病情的阶段，在膳食记录方面有更大的灵活性。解决繁重的、基于文本的饮食日记的办法是使用膳食照片进行饮食分析，如使用 MealLogger 等应用程序。虽然照片记录是一种比文字更简单的数据记录方法，但其可靠性取决于采集的食物数据集和用于识别食物营养成分的机器学习技术的成熟度（Zhu 等，

2010）。但是，基于照片的全部膳食日记习惯难以采用，因为逐项记录仍是项烦琐的工作（C. F. Chung 等，2017）。

（二）基于传感器的饮食监控

随着传感和网络技术的进步，已开发出一系列设备，其中包括可穿戴相机（Thomaz 等，2013）、近距离传感器（Chun 等，2018）、可穿戴声音传感器（Yatani 和 Truong，2012）、肌电图（EMG）测量眼镜（Huang 等，2017）、耳内麦克风（Gao 等，2016），以自动检测、监测并记录饮食活动。尽管这些技术有潜力减轻烦琐的数据输入，但这些设备的成本和在公共场合使用这些设备的社交尴尬往往阻碍了它们的应用（Kalantarian 等，2017）。此外，大多数自动饮食监测技术在受控环境中运作良好，但在真实世界环境中却难以提供一致的结果（Thomaz 等，2017）。

（三）劝说性游戏

设计劝说性游戏是另一个已被探索的方向，用来促进健康的饮食习惯。基于智能手机的游戏，如 Monster Appetite（Hwang 和 Mamykina，2017）和 National Mindless Eating Challenge（Kaipainen 等，2012）使用游戏形象来对玩家进行健康饮食习惯教育。对这些游戏的研究表明，游戏除了有助于提高玩家对养成并保持健康饮食行为的意识和努力外，还提高了玩家的营养知识。最近，基于 AR 和 VR 的技术已被尝试用于促进健康饮食行为。一个例子是 Feed the Food Monsters，一个基于 AR 的游戏（Arza 等，2018），游戏在社交餐饮环境中指导人们的咀嚼行为。

总而言之，在过去的 10 年里，从纸质饮食日记到基于智能手机的自动化应用程序，再到基于机器学习的识别技术，再到基于 AR 和 VR 的系统，饮食监测领域发生了翻天覆地的变化。随着人工智能和传感技术的进步，未来的情况将进一步发生改变，能够获得关于个人食物和饮食行为的更丰富、更准确数据。研究界的迫切问题将从"如何获取饮食数据"变为"我们应该用饮食数据做什么"。EdiPulse（Khot 等，2017）、TastyBeats（Khot 等，2015）和 Chorus（Ferdous 等，2017）等项目提出了一种看待个人数据的新方式，超越了理性的工具性目标，将数据视为更丰富的食物体验的途径或助推器。

六、建议和未来方向

这一章重点介绍了支持数据收集和干预措施的方法。然而，分析也是一个关键步骤。在数据收集后，为了设计或评估干预措施，数据分析应以一种合理的方式完成，能让患者和临床医生快速解释结果，转化为治疗计划，有助于提高依从性，并改善患者与临床医生的合作。可视化可帮助数据分析工作和协作数据解释工作（J. Chung 等，2017；Schroeder 等，2017）。

新方法通常是随着理论框架的发展而出现的。患者工作的更多理论框架的发展将强调对这些方法的需求。反过来，新颖的方法也将为更多的理论框架提供信息。例如，研究日常生活环境的工作流程可能有利于更好地理解依从性、自我管理或身体虚弱（J. Chung 等，2017）。日常生活环境的工作流程框架伴随新兴方法的使用可以促进发展，并明确需要捕捉分析什么样的数据（Ozkaynak 等，2016，2018）。

第 13 章 通过患者和公众对研究项目的参与提高患者工效学

Dominic Furniss Alexandra R. Lang Colleen Ewart 著

患者和公众参与（patient and public involvement，PPI）使患者参与到健康及社会护理研究项目的实施和管理中来。这与传统的研究方法形成了鲜明的对比，在传统的研究方法中，患者的作用仅限于作为"参与者"，自愿提供其数据。国际上对 PPI 的兴趣正在增长，特别是它能使研究过程和结果更加以患者为中心，并且能够利用服务使用者的经验，使研究对他们更有意义、更具有影响力。

患者工效学从人因工程学（HFE）的角度出发，将患者、患者的"工作"和相关问题作为研究对象（例如，Valdez 等，2014；Holden 等，2015）。患者工效学的 PPI 包括患者或其他服务使用者，如非正式护理人员，在项目的实施和管理中的贡献（例如，通过对患者信息传单和招募策略提出建议），定义研究问题并确定其优先级，以及进行数据收集和分析。PPI 与患者工效学很吻合，因为由于该学科固有的以用户为中心的方法，它已经很接近患者和他们的利益。与患者和公众共同开展研究，可以从研究项目构思到传播的过程中，帮助缩小学术/业界和非专业人士的观点之间的差距。

本章将对 PPI 进行定义，并讨论 PPI 是如何为患者工效学做出贡献的，以及各种实际挑战和从案例研究中获得的经验教训。我们可以将 PPI 看作一种元方法，用于研究项目本身，但实际上它包含了研究管理方式中更深层次的思维方式和理念上的改变。

一、患者和公众参与（PPI）简介

INVOLVE（2019）将研究中的 PPI 定义为"'与'或'由'公众成员进行的研究，而不是'对''关于'或'为'他们进行的研究"。INVOLVE 是英国国家卫生研究所的一部分，自 1996 年以来一直是倡导公众参与卫生研究并采取行动的重要组织。它对参与、参加和介入的活动进行了区分。

- **参与**：公众积极参与到研究项目和研究组织的管理和实施中来。
- **参加**：人们通过各种方法和活动参加研究，为研究提供他们的数据。
- **介入**：有关研究的信息通过各种渠道和媒体进行传播（如公众开放日和有关研究的讨论），通过传统及新颖的数字媒体提高对研究的认识。

虽然上述分类提供了一种潜在有用的方法来认识 PPI，但它并不是标准化的，因此，在如何理解以及进行 PPI 方面存在很大差异，因学科和管辖范围而异。美国以患者为中心的结果研究机构（PCORI）提供了一个不同术语的例子，他们认为 PPI 是患者参与的术语下的一个分支，将其定义为"患者和其他医疗利益相关者是平等的合作伙伴，而不是研究对象，他们利用他们的生活经验和专业知识来影响研究，使其更以患者为中心，更有针对性，更有用"（PCORI，2019）。PPI 中掺杂了大量的语言来描述非专业人士参与和介入的活动［如患者和家庭咨询委员会（PFAC）］（Harrison 等，2018）以及患者和服务用户参与（PSUE）（Shippee 等，2015）。2014 年，PCORI 委托进行了一项系统性综述研究，以了解健康和社会护理研究中 PPI 实践的现状（Domecq 等，2014）。该报告认为，PPI "提高了研究注册率，并帮助研究人员获得资金、设计研究方案、选择相关结果"。然而，人们对 PPI 所需的额外时间和精力及象征性（即 PPI 只被当作一种肤浅的勾选活动）的威胁表示担忧。Ocloo 和

Matthews（2016）还强调了与当前一些不鼓励授权、多样性、平等性的 PPI 方法有关的问题。

PPI 领域的早期研究要求对其实践进行更多的研究（例如，Brett 等，2014；Domecq 等，2014；Shippee 等，2015），此后该领域已成熟很多。如今成立的《研究参与和介入》（*Research Involvement and Engagement*）期刊包含了大量关于 PPI 发展实践的信息。该期刊是与患者和服务使用者共同制作的，并邀请各种研究文章、研究方法、协议和评论，特别是那些作者为患者的文章。其中许多文章涵盖了卫生服务研究的广泛工作，但它们也涉及患者的经历和患者工作。

工效学的从业人员致力于任务、工作、产品、环境和系统的设计评估，以使它们与人们的需求、能力以及局限性相适应（IEA，2019）。要设计这样的系统以满足与我们自身经历不同的其他人的需求，可能是一种挑战，而当分享敏感的话题时（如丧亲、心理健康和退行性疾病），更令人心生卑微之感。PPI 在研究设计与患者的知识、专长、偏好及优先事项之间架起了桥梁，以揭示并准备迎接研究过程中已知的未知数和未知的未知数。

（一）参与的层次结构

参与的实施可以分为不同的层次，每个层次参与的工作量、付出和潜在的影响或结果都不同。图 13-1 展示了参与的层次结构。

在考虑层次结构时，我们应该考虑，研究小组想要和需要什么层次 PPI、可用的资源，以及 PPI 代表的要求和偏好。例如，他们能怎样对研究过程做出贡献，以及如何促进这种参与以优化他们和研究项目的经历体验？专业研究人员应如何帮助并培训他们的非专业研究伙伴，使他们能够有效、自信地做出贡献？层次结构从象征性的表面层次向较高层次延伸嵌入。项目可能会在不同的阶段上下移动，研究人员也可能会根据

公民参与阶梯		参与阶梯		PPI 实例
公民控制	公民控制	共同制作	与之做	民主小组和联合工作小组制订研究议程
代表		共同设计		研究人员与 PPI 代表合作,将生活经验转化为访谈中使用的角色扮演
伙伴关系		介入	为之做	一项设计活动包括共同创建一个参与者欢迎包,其中的项目是通过伙伴关系开发的。PPI 代表在研究人员的支持下,考虑在欢迎包中应包括哪些重要内容
调解	象征主义	咨询		迭代过程推动了项目沟通的发展,如新闻发布。最初的内容来自于研究团队,但在提交之前由 PPI 代表进行修改和补充
咨询		提供信息		邀请 PPI 代表从一个没有专业知识的非专业人士的角度审查信息表 / 调查问卷的内容,以确保理解
提供信息		教育	对之做	向 PPI 代表提供有关研究项目的信息,并邀请他们担任非积极的 PPI "大使"角色,对研究项目没有直接投入或影响
治疗方案	无参与	强迫		PPI 代表会得到一份完成的文件,如伦理学申请,需要在 3 天内提交。这个时间框架不允许非专业人士进行审查,因此鼓励默许
操纵		不适用		PPI 代表将接触到研究者驱动的内容(可能是有偏见的内容),并将参与延续这些信息,而没有任何机会进行咨询、审查或反馈

图 13-1　参与的层次结构,并附有实例,结合并改编自公民参与阶梯(Arnstein,1969)和参与阶梯(Hart,1992)

他们的舒适度和项目情况在阶梯上移动。这里提到舒适度，是因为较高的层次涉及分享权力、给予控制权，这不是每个人都能欣然接受的，特别是那些经验仅限于研究中传统患者"参与者角色"的人。由于前面提到的不同的心态和理念，这些较高层次是与众不同的，在这些层次中，患者处于被控制地位，并且对调查的方向和设计有切实的所有权。我们提倡将这一层次结构作为反思实践的工具，并为研究者提供一种方法，以考虑他们如何接近PPI并为其提供资源，以及他们在何处、如何实现该层次结构中描述的更高层次的参与。我们在案例研究和章末建议中描述了如何实施PPI的实用例子，但其目的并不是为了规范。由于这是个新的、不断增长的跨学科领域，未来的工作会反映出最佳实践，并进一步充实这个表格。

（二）参与的时间轴

层次结构更多关注的是研究过程中PPI的水平或深度，而PPI的时间轴则更多关注哪些项目活动可以得到参与的支持。这可包括制订各种活动的研究议程，如制订委托书、参与资金决策、设计研究方案、招募参与者、数据收集和分析、传播、应用和研究评估（更详细的分类见Marjanovic等，2019）。这些不同的活动需要在研究项目中进行适当的规划，并提供适当的资源。

由于研究的资助方式，可能很难预测PPI参与的时间轴和程度。特别是在项目获得资助之前的参与，以及在研究项目中分配给PPI的时间，后者将完全取决于项目的范围和规模。以往的经验表明，在受资助的研究中，PPI的时间和资源差异极大，名义上的时间分配不同，需要对项目时间线不同阶段的需求高峰和低谷做出回应。下面的案例研究进一步提供了实践中PPI的指导和例子。

在研究过程中，从构思到影响和传播，重要的是对PPI活动进行反思，以了解哪些方面做得好，为什么做得好，以及在未来的项目中哪些方面可以做得更好，为什么，以及如何做。这是为摆脱象征性的 PPI 方法提供信息的一种方式，确保它对研究过程具有更重要的意义，并使其对所有利益相关者的价值最大化。研究人员对 PPI 的看法也可以在项目间不断发展，因为新的关系提供了新的视角，支持新的工作方式的发展。

二、患者工效学的 PPI 案例研究

我们根据经验，提供四个进行 PPI 的案例研究。它们说明了 PPI 一系列不同的配置、好处和挑战。

（一）案例研究 1：儿童和青少年心理健康

针对有情绪障碍的儿童和青少年的标准化诊断评估（STADIA）试验旨在测试青少年首次出现情绪障碍并被转诊到儿童和青少年心理健康服务（CAMHS）时的标准诊断问卷，以支持临床决策和个性化治疗。运用 PPI 的 STADIA 使用了一系列的参与水平：试验管理团队中有两名 PPI 联合调查员（一名有实际经验的家长和 HFE 专家）；试验指导委员会中有两名 PPI 代表；一个成年人 PPI 咨询小组；以及一个年轻人的 PPI 咨询小组。Colleen 描述了她作为 PPI 家长联合调查员参与若干 STADIA 活动的经历（框 13–1）。

试验管理团队中一位有实际经验的人作为正式角色，可将 PPI 投入整合起来，从而制订一个提案，在该提案中，服务使用者的声音始终存在。这一策略确保了研究议程始终认识到干预措施的潜在受益者，不单单是临床医生，而归根结底是 CAMHS 服务的接受者。团队中的这一角色是在提交提案前 18 个月确定的，在形成阶段，PPI 的投入是无偿提供

框 13-1　Colleen 作为 STADIA 项目 PPI 家长联合调查员的经历

　　我参与了提案的制订，并与同事们共同起草了非专业的摘要，寻求 PPI 同事的反馈，然后协助完善最终提交的文件。很明显，我之前的联合申请者的角色是"象征性的"；这次的才像回事儿！

　　为了招募试验指导委员会的非专业代表，我帮助面试了通过项目网络提名的父母 / 照顾者，并根据他们的实际经验、社区联系以及在商业和教育方面的可转换技能选择了两名代表。我从我的志愿部门关系中招募了两个咨询小组：一个是父母 / 照顾者，另一个是 11 岁以上的年轻人，他们在过去 3 年里有被转到 CAMHS 的经历。

　　我负责对一群年轻人进行咨询，内容是有关 STADIA 标志的事情。这有助于为该项目创造一个能与一系列利益相关者对话的视觉形象。我在领导这项活动的同时也在学习。通过与年轻人、家长 / 照顾者和 STADIA 研究人员的电子邮件协商，我们做出了 14 个标志。利用我的社区关系，我给 20 个年轻人做了一次演讲，其中 8 人同意支持这项任务：5 名男性和 3 名女性（12—18 岁）。14 个选项放置在房间的墙上，并安排年轻人"轮流"对这些图片进行投票，在每张图片上打勾或打叉。每次都把最不受欢迎的图片去掉，重复这个过程，直到剩下两张。他们很高兴由项目管理团队做出最终决定，因为他们自己无法决定了。我们没有这个活动的预算，所以我发放了订制的证书，感谢他们的宝贵贡献，这些证书受到了好评。

　　我还主持了一个家长 / 监护人咨询会，与我咨询过的年轻人的家长 / 监护人一起对研究问卷和信息表进行反馈。我在活动中介绍了资源和对小组的要求。这个小组提供了有见地的、明确的反馈意见，以便我们对准备好提交的伦理学文件进行修改。我按照项目指南向所有 17 位家长 / 照顾者支付了报酬。这项活动使我能够与一个充满"实际经验"的群体建立良好的关系。我从这个群体中招募了我们的"核心"家长 / 照顾者咨询小组。针对我们首次 PPI 会议的评估表明，100% 的参与者认为参加会议是非常有价值的。

的。尽管资助者越来越多地寻求将 PPI 纳入资助范围，但很少有机制能以承认和报酬 PPI 代表的方式来促进这一做法。研究人员需要创造性地在授予资金之前，在很少或没有预算的情况下与服务使用者接触，尝试真正地共同制订研究议程（如工作午餐），提供免费的发展机会，并向 PPI 代表提供研究人员的技能和专业知识。

　　在这项研究中，PPI 家长联合调查员与其他联合调查员的待遇相同，在会议中经常积极邀请他们发表看法。PPI 专家的个人技能和专业知识得到了理解和鼓励，因此他们有能力提出自己的想法，并根据他们的个人经验和专长积极发挥主观能动性。这个项目为期 5 年，在这期间，他们每周工作约 2 小时，并获得报酬 [根据 INVOLVE（2020）的指南]。尽管有这样的补贴，对 PPI 服务使用者的投入和活动的要求和需求一直在增长。PPI 不断发展的作用和机会可能在一开始并不明显，研究团队在协调和优先考虑实施哪些 PPI 活动方面面临挑战。

（二）案例研究 2：护理人员的家庭肠胃喂养经历

家庭肠胃喂养指的是通过插入患者鼻子或直接插入胃部的管子提供人工营养，一般是由于患者经口腔和喉咙摄取食物的方式存在问题。医生可能会给患者开一些通过这些管子给药的药物（例如，他们可能需要将药物碾碎并手动溶解），但这可能导致堵塞。我们想探讨护理人员的经历、错误和应对家庭肠胃喂养的策略。

我们组织了一个焦点小组，但很难招募到参与者，最后只有两个人有过胃肠喂养的经验，但都是很多年以前了。我们的招募和数据收集工作并不顺利。经过反思，我们当时应该意识到，在伦敦市中心举行的午间会议对于许多护理人员来说并不方便，他们会忙于护理工作，而且我们没有足够的关系，无法成功地接触到足够的人。这一次，"如果我们建立，他们就会来"的模式没有奏效。

我们制订了备用计划，即尝试远程收集经历和数据。同时，我们让社区的人参与进来，在工作开始之前检查我们的计划是否现实、是否可以实现。我们幸运地听说有人被借调到大学帮助建立社区联系，并争取到了他们的帮助。在她的参与下，我们建立了远程 PPI 小组，由三位有家庭肠胃喂养经历的护理人员和一位肠外营养患者组成，后者还在慈善机构 PINNT（静脉及鼻 – 胃营养治疗患者）中担任行政职务。事实证明我们的小组很成功，项目剩余部分的各种活动顺利进行：试行调查；审查调查的可读性，并提供额外的相关问题；提供建议，并作为招募参与者网络的守门人；审查项目的总结结果和产出（Alsaeed 等，2018），并在 PINNT 的季刊上重新发表，以向利益相关者传播这项工作。与小组的所有沟通都是通过电子邮件进行的，因此他们有时间和灵活性来选择何时回应。我们为他们的贡献提供了 100 英镑的礼品券。

建立 PPI 小组并与之合作，使该项目从一开始的朴素的，几乎没有社区支持的项目，转变为由社区居民指导、塑造的项目（例如，小组为调查贡献新问题，并帮助招募和传播）。我们反思了最初的方法的错误之处，并利用 PPI 调整了项目。我们最初认为只是遇到了招募的问题，需要有办法接触到我们的目标社区。然而，随着我们对 PPI 的进一步了解，我们意识到 PPI 可以做出更大的贡献。它有潜力使我们的调查对社区更有意义，更易懂，更有影响。根据我们最初的经验，我们认为让人们参加会议是很困难的，因此采用了远程方式；电子邮件为护理人员提供了灵活的工具。我们制订了相当直接的计划：做一个调查来收集数据，让PPI 对调查的创建提供意见，对如何进行和传播调查提供建议，并通过PPI 反思以帮助理解调查结果。帮助我们在大学之外建立社区联系的人发现了 PINNT，并招募了与他们和 PPI 小组关系良好的人。这对于项目的招募和传播来说是特别偶然、幸运的。

（三）案例研究 3：患者围生期心理健康历程

精神健康领域的医疗保健专业人员和研究人员发现，成人精神健康服务并没有充分满足经历围生期精神健康问题的患者的需求。他们提议，招募服务使用者并记录他们的疾病历程，以分析在哪些方面以及如何改进服务，以改善患者的体验。由于范围研究将深入到围生期精神健康这一敏感话题，PPI 被认为是确保调查重点、使用方法和产出对服务使用者来说是合理的，以及确保调查集中于现实问题的重要元素。

为了正式实施 PPI，这个为期一年的项目招募了一名已被学术机构雇用的兼职生活经验研究人员和一个生活经验咨询小组（LEAP）。我们认为这将在制订研究议程时提供一种观点和合作的平衡，该议程适合于研究目的，并在最需要的地方付出最大努力。在受资助期间，有效激活 LEAP 并支持生活经验研究人员的现实情况构成了重大挑战。在这个规模小、资源少的项目中，PPI 提案提出的目标也许超出了可行的范围。为了解决这些问题，像本项目这样的小型项目可以采取更加临时的、非正式的方法，使用感谢和善意的姿态。为了充分利用有限的资源，我们提倡使用现有的 PPI 咨询小组和远程 / 在线活动而不是面对面的方法。较大的项目应正式计算时间和预算，以便在研究的所有方面都能有 PPI 的参与，就像计算任何其他研究小组成员或参与者所需的时间和精力一样。灵活性和可及性是决定如何优化资源的关键，以便在任何特定的研究中确保 PPI 的时间和深度。PCORI 提供了一个 PPI 活动的实际例子，可支持研究项目的不同阶段（PCORI，2015）。有效的 PPI 的管理和后勤工作不容小觑；例如，在为项目的各个阶段提供信息的 LEAP 常规会议的及时性和安排方面，我们遇到了困难。由于该项目本质是探索性的，还存在着 PPI 代表是否也能作为积极的研究参与者的问题。通常情况下，PPI 代表与研究参与者的角色是完全不同的。然而，这项研究的性质意味着 PPI 志愿者也热衷于为收集的数据贡献他们的经验。这可能被认为是一种利益冲突，但参与的人认为这种共同的角色使他们的贡献具有双重价值。该项目涉及几位以前没有 PPI 经验的研究人员，因此，该项目（虽然规模不大）需要快速学习和发展新技能，以满足 PPI 项目计划。给正在着手进行首次涉及 PPI 的项目的研究人员的建议如下。

- 应用现有的组织指导，可通过资助机构和（或）医疗服务提供者（如 INVOLVE 和 PCORI）。
- 与其他在研究中具有 PPI 经验的研究人员沟通。寻求更有经验的人的非正式指导，以支持检查决策。
- 在广泛探索工作或研究构思期间，没有或很少有资源用于 PPI 时，要用有创意的方式给个人提供报酬。可以是提供他们可能无法获得的阅读材料，邀请他们参加活动（发展或知识交流），以及用简单的姿态来表明他们的贡献得到了重视和感激（例如，在咖啡馆见面喝咖啡，并反馈研究状况，无论结果如何）。

- 将 PPI 作为一种伙伴关系来对待。
- 努力了解研究团队和 PPI 代表的可用技能和专业知识。参与 PPI 的人在这个角色之外也有自己的生活，这对项目或许是很有帮助的。

在管理 PPI 的规模，使其与研究项目的规模相称的方面，我们还需多加总结学习。虽然良好的愿望可以推动雄心勃勃的 PPI 战略，在参与阶梯上有更高的目标（图 13-1），但计划必须是可行的，才能够满足期望。当资源（时间、人力和资金）匮乏时，需要采取务实的 PPI 方法，本章列举了这方面的例子。

三、PPI 如何才能与患者工效学项目产生积极共鸣

数据收集和应用方法通常被视为一项研究的核心。然而，开展任何研究项目都涉及许多不同项目功能之间的相互作用，这些功能出现在这些核心活动的上游和下游（见本书第 9～12 章）。例如，确定正确的研究问题会对下游产生影响，而传播研究结果并发挥影响可能会受到上游功能的阻碍（Furniss 等，2016a）。我们接下来描述 PPI 如何才能与患者工效学项目产生积极的共鸣。

（一）界定研究问题并确定其优先次序

在一个理想的世界里，PPI 应该是确定和发展研究概念的形成性工作的组成部分。但这一点往往难以实现，由于资助机制最终需依靠 PPI 志愿者的善意来支持研究提案的发展。一个值得注意的例外是英国的一个

慈善机构——James Lind 联盟（JLA，2020）所采取的方法和提供的资金。JLA 将患者、护理人员和临床医生聚集在一起，建立优先条件伙伴关系，以确定并优先处理他们共同认为最重要的未解决的研究问题或证据不确定性。这样做的目的是确保健康研究资助者了解对于在日常生活中需要这项研究的人来说最重要的问题。该计划目前只限于针对医疗保健的研究领域。

　　PPI 可以完善、改变、推动研究的问题。例如，探索围生期心理健康历程的案例研究 3 是由一个研究"沙坑"研讨会上的概念发展来的，在这个研讨会上，研究问题是由一个包括健康服务研究人员、设计师和一名临床医生的跨学科团队提出的。它的重点是如何使用设计方法（设计卡组）来研究成人精神健康服务中的问题。研究团体最初提出的问题并不是完全错误的，但是得出这些问题的观点有其自身的偏见。在纳入 PPI 之后，调查的重点发生了变化，服务使用者的经验叙述鼓励研究人员从关注特定的设计方法作为一种干预措施"退后一步"，转而从整体上将服务的提供看作一种时间上的发生，从而将重点转移到研究这些服务随着时间推移的相互作用（见本书第 4 章）。这使研究人员能够将该项目与现有的"用户体验轨迹"（Benford 和 Giannachi，2008）的工作联系起来，并修改方法以反映服务使用者是如何看待研究的发展的。因此，在早期的预资助阶段，PPI 对于提供平衡的视角、确保拟议的研究处理人们所经历的现实问题、并给有生活经验的人发声的机会这些方面，是非常重要的。

　　在参与层级结构的中级层次，PPI 可包括在已经有资金、方向和重点的项目的范围内定义问题并确定问题的优先次序。例如，在我们的一个项目中，我们需要采访患者对某项服务的体验，但我们没有预先定义问题。相反，我们的计划是举办一个 PPI 研讨会，以开发我们应该问的问题（Furniss 等，2016b）。这样感觉更有意义和相关性。

（二）考察伦理问题

PPI 可以通过制订规约来促进伦理批准。实际上，这可能涉及撰写和审查提交的项目文件，撰写非专业人士的总结，以及解决在规约设计或批准过程中出现的问题。对于学术界来说，用通俗的英语写作是很有挑战性的。与科学界以外的人交谈和写作，可以帮助澄清想法并简化他们的表述。更具体地说，对于观察性 HFE 研究，PPI 代表可以强调实际问题以及如何解决伦理问题。例如，一名博士生希望得到批准在医院里跟随药剂师，观察他们的沟通和工作模式。伦理委员会说，他们担心研究人员可能会在无意中接触到个人信息，并建议在访问病房之前获得每个患者的同意。这将使她的研究无法进行。这个问题被提交给为另一个项目成立的 PPI 小组，征求他们的意见。该小组同意，这些担忧是错误的，建议与风险不相称。这被反馈给委员会，委员会对小组的意见表示满意。

（三）提高研究人员对问题的敏感性

Furniss 等（2016b）描述了一个 PPI 研讨会，它主要用于为一个有关患者安全的项目的研究问题提供信息，并考察患者文件。然而，一个额外的好处是，这种对患者和他们故事的早期接触使我们对他们的经历和关注更加敏感，早在我们在现场进行研究之前。特别重要的是，我们了解讨论错误的敏感问题和与患者合作中可能出错的地方，因为这可能会使他们更加担心自己的安全，并感到更加脆弱。因此，我们尽量避免使用"错误"和"伤害"这样的词汇。我们吸取的教训是，要对患者有更多情感上的调整适应，而不仅仅是制订如何行动、说什么的规则。

类似的经历发生在整个 STADIA 项目中，一个具体的例子是成人和青少年 PPI 小组对当前和未来数据集之间的数据链接问题的考虑。这个复杂的问题需要参与者对潜在的、未知的未来个人数据集的链接做出实时的决定，这个问题特别敏感，因为它不仅可能涉及试验数据，还可能涉及未来的健康和教育机构的数据。尽管这些数据链接的方法在研究中越来越普遍，但 PPI 的贡献在支持和加强关于这些机会为何重要以及如何在对参与者影响最小的情况下进行的沟通和传播方面具有重要作用。

（四）为患者提供项目文件记录

审查面向患者的文件，如患者信息传单和同意书，是当代 PPI 的标准做法。此外，面向 PPI 合作者（STADIA）和参与者（围生期心理健康历程）的欢迎包是与 PPI 合作者共同开发的，以支持患者的参与，无论其角色如何（参与或 PPI）。这些资料包提供了一系列文件，以支持非学术研究贡献者完成他们的角色，可包括角色简介，地图和一般信息，对 PPI 代表的支持和指导建议，行为准则，适当的财务报销信息，研究词汇表（MindTech，2018），以及项目的外行总结。事实证明，开发和使用这些资料包有助于确保参与 PPI 活动的人获得基线水平的知识和支持，其好处是使研究项目内部和之间的 PPI 最佳做法标准化。

（五）人员招募

PPI 代表可以与项目相关的社区有很好的联系，并嵌入其中，这可以使招聘战略得以实施。然而，PPI 还有更多新颖的方法来支持人员招募。STADIA 的 PPI 代表和研究人员对角色扮演和情景进行共同设计，以评估研究小组职位的潜在申请人。角色扮演的目的是评估候选人解决问题的能力、沟通能力以及与潜在研究参与者的共情能力。这种 PPI 的新颖应用使我们能够为调查潜在敏感问题的项目招募到合适的人选。笔者没有听说过任何类似的运用 PPI 帮助人员招募的方法，并认为这种创新的应用应被进一步探索。

（六）数据收集

Garfield 等（2015）报道了一项研究，探讨了让非专业人士收集数据的好处和挑战。他们发现，非专业人士为研究带来了不同的视角，这为数据收集和研究结果增加了价值。然而，让非专业人士参与进来也有一些实际的挑战。例如，获得适当的许可，让他们以这种研究身份出现在病房里，并对他们进行研究程序的培训（如取得同意）。我们还可以想象这样的情景：具有与研究调查相关的生活经验的患者研究人员与没有这种经验的研究人员相比，或许能够更好地与患者建立关系和共同点。

（七）数据分析

之前的工作（Jennings 等，2018）已经确定并探索了研究人员和 PPI 代表之间合作数据分析（CDA）的最佳实践——特别是在心理健康研究中。该方法建议了将 PPI 整合入 CDA 的方法，并列出了成功 CDA 的四个主要特征：①共同生产；②符合实际的时间和资源分配；③对 CDA 贡献者的可控要求；④对期望和团队关系动态的管理。我们自己的经验也显示了将 PPI 代表纳入分析过程的价值，因为他们可以带来新的想法，推动使其清楚易懂，并挑战、验证假设。这证实了之前的报告，即非专业人员参与时可以丰富分析内容（Garfield 等，2016；Locock 等，2019）。

（八）规划传播和影响的途径

活跃在专业和非正式网络中的 PPI 代表可以告知研究小组哪些信息可能会被什么人群接受，帮助设计研究结束时的关键信息，并为哪些传播形式可能有效、哪些可能无效提供意见板。我们的一个项目在结束时举办了 PPI 研讨会，以制订不同的传播策略。

在当今技术发达的社会，有许多方式可以传播 PPI 工作和方法，以及 PPI 是如何促进研究的更广泛、更公开传播的。社交媒体、印刷品中的非专业人士文章和网络媒体等可利用的渠道为 PPI 提供了丰富的手段，可以直接生产、传播和参与研究成果。此外，还有很多机会可以制作代表研究实践和产出的创造性内容。其中包括视频内容、动画和艺术视觉化等选项。这些都可以作为交流模式，让那些认为传统交流方式可能更具挑战性或压力的人参与进来。这里的一个关键点是，研究人员要了解他们的 PPI 合作伙伴、他们的能力和兴趣，以便挖掘和利用这些内容来支持研究的交流。

四、结论和建议

PPI 建议很难用简单的规则来体现。正如研究项目的设计需要适应环境，并在计划不成功时进行调整一样，PPI 也需如此。PPI 的目标可以是成为研究过程所有阶段的一个组成部分，从概念开发到影响和传播都得到应用，或者它也可以发挥独立的作用。然而，更深层次的是，它涉及如何进行研究的思维方式和理念的改变，以确保项目是与服务使用者一起完成的，并为他们服务。在本章中，我们定义并解释了什么是 PPI，通过案例研究强调了我们在 PPI 方面的一些经验，并讨论了 PPI 如何能够产生积极的共鸣以增强患者工效学项目。最后，我们为希望开始探索 PPI 的人提出四点建议。

（一）计划：设计适当的 PPI

每个研究项目都有自己的重点、预算、时间尺度和细微差别，其中包括对项目中 PPI 的态度，以及 PPI 应发挥的作用（这些态度取决于研究的资助途径和这些团队中研究人员的经验）。这些都需要加以考虑。我们在案例研究 2 中看到，PPI 最初没有被包括在内，导致研究的有效进行出现问题。另外，我们在案例研究 3 中看到，PPI 计划过于雄心勃勃，与项目的可用资源不相称。PPI 计划应该与项目相适应。研究人员应该考虑对人们花在阅读、审查和参加会议上的时间提供适当的报酬，利用参与的层次结构和可用的时间表来计划不同项目中 PPI 的深度、活动和范围。对于那些刚刚起步的人来说，仅仅与 PPI 代表喝喝咖啡聊聊天就可以提供一个低成本但有价值的信息交流机会。反思性也应是研究者的工作内容之一，思考他们自己的技能、网络和经验，以支持 PPI。PPI 不一定要一下子发生，它可以在项目之间随着经验的积累和关系的建立而发展。

（二）准备：一旦形成计划，思考如何促进 PPI

患者和公众可能不熟悉被要求做的活动，因此，在过程期间为他们提供支持和帮助可以促进 PPI 的成功。例如，我们在 STADIA 项目中看到，PPI 欢迎包是为了让人们对预期以及在项目中 PPI 活动和参与是如何组织的有一个基本的了解。对于较简单的 PPI 活动，入门介绍可能更合适，但更简单的事情，如花时间倾听人们的关注和故事、彼此尊重、建立关系也很重要。有生活经验的人不应被视为进一步研究工作的资源或商品；然而，合作关系可以带来重要的洞察力、实用的指导，以及对研究调查的不同看法，从而提供巨大的好处。

（三）调整：要反应敏捷，有灵活性

研究和 PPI 计划并不总是按计划进行。事实上，应用 PPI 的部分理由是对可能影响研究进程的假设发出挑战。可以在小范围内（例如，当 PPI 研讨会采取与计划不同的路线时）或在大范围内（例如，当推动项目的研究问题对于患者来说并不重要时）要求进行调整。

（四）学习：反思并向他人学习

PPI 应用是一种与定期招募研究对象不同的活动类型。熟悉不同的工作方式、与 PPI 代表建立伙伴关系需要时间。这为向他人学习开辟了空间。PPI 的努力和实践不会都是正确的，但如果它是以开放的方式，以诚信的方式进行，那么每个人都可以受益。因此，在项目层面将有更高层次的学习，以确定哪些工作做得好，为什么能做好，以及哪些方面可以改进，如何改进，使 PPI 战略从参与的低层次向高层次发展。这种反思可以在整个项目中进行，重要的是应该在项目结束时与所有 PPI 贡献者一起进行"闭环"，使他们了解自己的贡献在哪里、如何以及为什么有价值和影响。目前，学术期刊越来越多地接受关于 PPI 的出版物，以进一步表达和传播这种学习。我们建议人们熟悉这些材料，以便为 PPI 做准备。

致谢

笔者对所有案例研究中，所有 PPI 代表的贡献表示感谢。STADIA 试验（奖励编号 16/96/09）由美国国家卫生研究院（NIHR）资助。患者围生期心理健康历程由诺丁汉生物医学研究中心资助。

第五篇

结　论

第 14 章　应用人因工程学来研究并改进患者工作：主要收获及下一步行动

Richard J. Holden　Rupa S. Valdez　Alexandra R. Lang　著

从历史上看，人因工程学（HFE）的正式学科诞生于关注提高军事人员绩效的实践社区（Meister，1999）。随后，HFE 扩展到为制造业、航空业、电力业、电信业、办公室工作等行业的机械操作工人提供支持和保护（Stuster，2006）。随着学科的发展，它在服务行业和消费产品中生根发芽，通过更安全且更实用的键盘、主题公园、汽车、计算设备、儿童背包、网站等直接惠及普通公众。HFE 工具和方法的多样性和灵活性使它们适合广泛应用（Stanton 和 Young，1999）。此外，作为一门适合研究或解决任何社会技术系统中涉及人的表现问题的学科，HFE 的领导者们认为，它适用于几乎所有的社会问题和背景（Roscoe 等，2020；Thatcher 等，2018）。

一、医疗中的人因工程学

20 世纪 60 年代见证了 HFE 在医疗领域的首次发表（Chapanis 和 Safrin，1960；Hindle，1968；Rappaport，1970）。此后，在某些领域，如麻醉学（Gaba 等，1995）和相关的住院环境（如外科）（Stone 和 McCloy，2004）HFE 相关内容持续增长，直到 21 世纪初期，由于公众对患者安全和健康信息技术的关注、资助和监管的增加，医疗领域的 HFE 激增（Carayon，2007）。今天，医疗也许是经济发达国家中 HFE 最普遍的应用领域。毫无疑问，HFE 对促进患者安全、高效的医疗过程、更多的可用技术和更好的医疗人员工作环境做出了重要贡献。然而，大多数（＞75%）已发表的 HFE 在医疗领域的应用都集中在专业人员的工作上——医生、护士、药剂师等，而不是患者、家属和其他非专业人员的工作（Holden，Cornet 等，2020）。幸运的是，越来越多的人认识到，由非专业人员完成的"患者工作"是普遍的、有影响的，并伴随有我们所说的患者工效学的应用，或患者工作科学和工程的应用。

二、有关患者工效学的十大收获主题

事实上，患者工效学的实践社区是如此富有成效，以至于目前关于这个主题的两部图书从一个想法演变成了一种需要。本书为患者工效学的进一步发展奠定了基础，它定义了患者工效学并论证 HFE 可以改善患者工作的前提（见本书第 1 章）；讨论并说明认知、人体和组织工效学如何应用于患者工作（见本书第 2～4 章）；回顾 HFE 在技术使用、沟通、自我护理和患者安全等患者工作领域的应用（见本书第 5～8 章），并介绍了患者工效学的各种方法（见本书第 9～13 章）。这些基础性的章节不仅支持未来的工作，而且揭示了有关患者工效学收获的关键主题。

（一）患者工作是认知、物理和组织方面的联合

我们可以从认知工效学、人体工效学和宏观工效学的角度来审视患者工作，但实际上，要想真实地看待患者工作，需要将这三个角度联合起来（见本书第 3 章）。自我管理口服药物的工作有认知的成分。例如，决定何时服药、记住服药，以及在自我管理时注意、感知、处理视觉信息。然而，服药显然也是物理性的，需要使用容器，操作药片（如粉碎、分割和润滑），并将其从容器输送到口中。此外，家庭用药还需要有组织

的过程来跟踪记录、购买、储存、沟通或者管理供应。在患者工作的所有方面这些认知、物理和组织过程相互交叉、重叠、相互影响，并结合在一起，有时是无法区分的。

（二）患者工作是一段旅程

上述用药的例子描述了一些活动，在此基础上，我们可以很容易地扩大增加活动范围，例如因疾病的发生或发展、护理过渡、症状或不良反应以及保险计划或药物供应商的变化而调整用药方案。用药也可以涉及使用工具的过程，如药片整理器、提醒系统、信息网站或在线患者门户网站（见本书第 5 章）。其他例子和讨论（见本书第 4 章）将患者工作描述为一段旅程，或由在时间和空间上相互关联的任务和互动组成的过程的组合。急性病的旅程如此，人们从健康状况良好过渡到糟糕，并寻求恢复健康，慢性病的旅程也是如此。这两种情况都可能是长期的经历，其特点是健康状况的波动或恶化。在许多情况下，患者工作的 HFE 方法必须采用旅程作为其分析单位，因为很少有合适的分析是单一的任务或单一的时间段（例如，检测药物标签上的一条信息，吞下药片，或者感染病毒）。在绘制旅程和过程中，HFE 专业知识为寻求理解或改善患者工作旅程的各方提供了独特的价值（Carayon 等，2020）。

（三）患者工作发生在多样的系统背景下

患者工作的过程和旅程发生在人们所说的真实世界的背景下，也就是说，在社会技术系统中存在动态交互组件，即任务、人、工具和环境因素。这些系统可以被描述出来，它们的相关组成部分也可以衡量，以描述患者工作的现实，并制订出实践中有效的干预措施，而不仅仅只是在理想情况下（Werner 等，2020）（见本书第 4 章、第 5 章和第 7 章）。继续以用药为例，对药物自我管理的脱离语境的理解可能会导致创建出一个智能手机应用程序，每天发出一条有声闹钟，提醒患者服用早晨的药丸。这种提醒理论上可以解决遗忘的问题，但它是否考虑到了患者的听力或环境中的噪声？如果患者与家人共用手机，网络不太可靠，或在早上上厕所时将手机留在卧室，它能起作用吗？在患者已经按期服药的情况下，闹钟是有帮助还是有危害？当患者处于社交场合时，闹钟是否会造成尴尬、对隐私构成威胁或产生烦扰？闹钟是否削弱了患者的自主性和认知能力？这些问题和其他问题揭示了影响患者表现的许多系统因素中的一部分，在创建支持"实际的"患者工作而不是"想象的"患者工作的干预措施时，必须加以考虑（Braithwaite 等，2016；Catchpole 和 Alfred，2018）。

同样明显的是，患者工作发生的工作系统是多种多样的（Yin 等，2020）。患者工效学文献中不仅研究各种各样的人、工具、任务和环境，而且这些系统组件的组合或配置之间也有相当大的差异。例如，影响患者工作的条件，即患者工作系统（Holden，Schubert 和 Mickelson，2015；Holden 等，2017），对于高资源环境与低资源环境、老年患者与年轻患者、出院前与出院后，都会有很大的不同。在现实中，每个人的患者工作系统都可能有不同的配置（Holden，Schubert，Eiland 等，2015），需要对他们的系统进行精确的干预。这是一种与精准医疗运动平行的精准工程。

（四）患者工作是分散的

在关于患者工作和患者工效学的文献中，一个最频繁出现的主题是患者工作在人、器物和环境中的分布。本书中几乎每一章都谈到了患者工作分散的性质。工作分配在某种程度上是指许多行为者对患者工作的共同贡献，其中包括患者、家属、临床医生，以及在线或当地社区的成员。尽管这些行动者并不总是符合对团队典型的要求（例如，有共同的目标和互补的专业知识），但他们还是一起、平行或依次进行活动，为患者的健康相关结果做出贡献。尤其是患者和非正式（或家庭）护理人员，经常分担"患者工作"，在某些情况下，执行工作的单位是双人、家庭或网络，而不仅仅是单个患者（Menefee 等，2016；Valdez 和 Brennan，2015）。患者与医生的合作也是患者工作的基础，以至于我们将患者工效学定义为应用 HFE 来研究和改善非专业人员独立或与医护人员共同完成的工作（见本书第 1 章）。关于患者工作和患者工效学的一个明显误解是，他们忽视了专业的医护人员；远非如此，患者工效学试图支持专业人员和非专业人员的工作，只要患者或其他非专业人员被认为对其有贡献。

其他的分布类型也得到了很好的描述，其中包括使用人工制品（如工具）和物理空间来支持患者工作。前者的一个例子是患者无处不在使用的笔和墨来标记打印的信息（如注释医疗指示或药物清单），写笔记和提醒，以及记录事件（如体重或血压日志和个人日记）。后者的一个例子是在一个"健康工作区"中组织所有与健康有关的物品（Holden 等，2017），或者将药物放在一个显眼的地方作为服用药物的提醒。认知性器物和空间的智能使用在 HFE 和关于专业工作的相关著作中得到了很好的记录（Hollan 等，2000；Norman，1986；Xiao，2005），并且毫无疑问地存在于患者工作中（Mickelson 和 Holden，2017，2018；Mickelson 等，2015）。

工作分配也发生在不同的环境中，相关的还有临床学科。医疗领域中的 HFE 通常遵循的路径从住院（如医院）或类似（如急诊室）环境到门诊（如基础保健）环境，最近还有到其他发生健康相关活动的地方，如零售药店、社会护理服务、家庭和社区。最近，HFE 也被应用于护理转换，根据定义，护理转换需要关注多种环境，工作的展开也需要时间。患者工效学研究有助于扩大相关的环境设定，因为它们通常关注患者，患者在许多语境中穿行（和过渡），从许多正式和非正式的来源接受照护，从社会工作到护理再到社区和精神服务。然而，即使在患者工效学方面，与患者家庭环境相比，有些环境也相对被忽视了。

（五）辅助患者工作的技术必须经过设计和测试，以保证可用性

与其他工作领域一样，技术是患者工作的一个典型方面。如果设计得当，技术可以改善这些工作，但如果设计不当，也会造成额外的负担、低效和错误（见本书第 5～7 章）。例如，有关患者和专业人员交流的研究表明，技术既可以促进交流和参与，也可以恶化这一过程，这取决于它的设计和使用方式（见本书第 6 章）。因此，以用户为中心开展设计和测试，其可用性和在环境中的接受度是重要的 HFE 方法，以避免用户拒绝技术或经历更糟糕的治疗。HFE 方法还可以被用来支持技术在患者工作中的成功持续实施。例如，帮助将远程医疗、在线信息网站和移动应用程序等技术整合到更广泛的医疗诊断过程中（见本书第 5 章和第 7 章）。

（六）患者是能够在多技能团队中做出贡献的专家

患者是许多健康和医疗相关过程的核心，其中包括拥有、获得、寻求、应用和分享信息等活动（见本书第 7 章和第 8 章）。在许多情况下，患者不仅参与这些过程，而且是唯一的、主要的或最有经验的行为者。以癌症患者为例，她可能对自己的身体和心理应该如何应对治疗、对症状的体验有着独特的信息。这个患者也可能是跨越多个护理团队和环境的一个常客，在与临床医生的互动中充当信息和治疗计划的协调者和传递者。作为各种疗法的接受者，她对这些疗法的了解可能与医疗专业人员相当。作为长期癌症患者和同样患者社区的成员，她可能确实比一些专业人员更了解其他人的各种经历。需要尊重患者、其家人和其他非专业人员，重视他们的知识和贡献，但不应该削弱临床专业人员的专业知识。相反，多方专

业知识的存在，特别是当每一方都有独特的或专门的专业知识时，强烈要求将专业人员和非专业人员都纳入多技能团队中。然而，如何更好地设计由专业人员和非专业人员组成的团队，需要进一步的工作。

（七）传统的 HFE 方法可以（且必须）应用于患者工作

许多方法和工具在 HFE 出版物和工具包中都有收录（Gawron，2019；Nemeth，2004；Stanton 等，2013；Wilson 和 Corlett，2005）。人们可以应用标准的 HFE 方法进行实地研究（见本书第 9 章），开发和评估创新干预措施（见本书第 10 章），或进行实验研究（见本书第 11 章）。在使用便携式传感器、物联网、虚拟现实和游戏化的患者工作方面也出现了新的方法（见本书第 12 章）。这些方法都可以被应用，而且有越来越多的说明和例子。同样重要的是，曾经为专业人员（如护士、飞行员）或更健康的非专业人员（如大学生）设计和测试的方法正在被调整，以适应患者工作的独特特点、执行工作的人以及他们所处的环境。例如，与糖尿病自我管理工作基于家庭和昼夜不停的性质有关的隐私和后勤问题，需要对观察性实地研究进行若干调整（Yin 等，2018）（见本书第 9 章）。同样，因某些人群的认知或视觉残疾，也需要简化程序。例如，为认知任务分析（Holden，Daley 等，2020）或可用性评估（Holden，2020）引出数据（见本书第 10 章）。

经过调整的方法还必须适应一系列的人和人群，特别是那些难以接触到的或被边缘化的人群。具有讽刺意味的是，这些群体既面临较高的风险，又不太可能成为研究和干预的目标（Cheraghi-Sohi 等，2020）。因此，患者工效学专业人员需要意识到其人群的代表性，并更具包容性，甚至以牺牲轻松和便捷为代价。这意味着包括那些由于临床条件（如精神疾病诊断）、社会或经济条件（如教育和文化程度）和后勤问题（如电子邮件和互联网使用）而可能被排除在外的个人。在方法设计、招募或

数据分析期间，由于不注意这些因素而将这些人排除在外，可能会产生
不准确的医疗干预措施，使"富人"受益，甚至可能伤害"穷人"（Veinot
等，2018）。

（八）应用患者工效学方法具有伦理方面的影响

与为患者工作选择和调整方法同样重要的，是能够在实践中应用这
些方法。应用涉及处理伦理方面的考虑。一个问题是，对患者工作的研
究是否可以在非患者身上进行。例如，健康的大学生执行模拟的自我护
理任务或使用健康网站。从其他领域或针对其他人群的工作中改编或
引进的方法会引起更多问题。对进行活动任务的专业人员录像的方法
（如物理工效学风险评估），当参与者在家中，对明显的身体残疾自知，
或无法充分提供对录像的完全同意、同意或不同意时，会有不同的含
义。患者工效学专业人员还必须处理好利益相关者的参与的程度和性
质（见本书第13章），特别是当项目的目的是为这些利益相关者创造干
预措施时。参与式方法可能是有必要的，其中患者和其他利益相关者作
为研究调查员、共同设计者、顾问、公民科学家或其他角色（Petersen
等，2020）。参与式患者工效学的概念对 HFE 来说并不陌生（Haines 等，
2002；Noro 和 Imada，1991），但也面临着一些伦理、实践和科学方面的
挑战（见本书第13章）。例如，工厂工人参与重新设计工厂工作流程的
项目，可能会在其工作地点的带薪工作时间内进行，他们的投入可以带
来及时、直接的收益。一个癌症晚期患者参与门诊治疗工作流程的重新
设计，可能是在他们自己的时间内完成的，而且交通或育儿成本可能会
带来不便，还可能在新的工作流程实施前就去世了。

（九）应用患者工效学方法具有实际意义

一些出版物描述了应用患者工效学的实际挑战，特别是对于弱势人

群以及家庭和社区环境（Blandford 等，2016；Holden，McDougald Scott 等，2015；Valdez 和 Holden，2016）。其他工作为在这些环境中应用以用户为中心及参与式的设计提供了建议（Cornet 等，2019，2020；Holden，Toscos 等，2020）（见本书第 10 章和第 13 章）。经常提到的实际问题包括接触到患者和其他非专业人员的途径（特别是在寻求多样化、有代表性的样本时），建立信任和长期关系，适应参与者的时间表、需求、偏好和能力，以及管理参与者和项目团队的隐私和安全问题（Valdez 和 Edmunds，2020）。幸运的是，所描述的实际挑战正受到学者和从业人员的更多关注，他们越来越多地记录自己的喜悦和困难。

（十）患者工效学既与患者工作的基础科学有关，还其应用科学有关

关于患者工效学的最后一个主题是，对事物的基本发现与支持患者工作的系统工程的双重关注。我们之前将患者工效学定义为患者工作的科学和工程（见本书第 1 章），这样做是为了强调患者工效学的最终目标，即支持或改善患者工作，以达到改善患者和其他人的结果。我们在其他地方回顾了应用患者工效学对患者工作进行描述和研究的趋势，使用 HFE 方法来发现工作是如何进行的，由谁进行，使用什么工具等（Holden，Cornet 等，2020）。同时，本书中的许多案例及越来越多的案例描述了 HFE 的实际应用，以创造工具、培训或教育患者，或以其他方式重新设计工作系统以促进患者工作的执行。因此，我们仍然希望患者工效学实践社区能够保持其在患者工作的基础和应用科学方面的定位。

三、患者工效学的下一步

我们称之为患者工效学的实践的下一步是什么？看来，患者工效学

的体量在增长，范围在扩大，并且在其他方面趋于成熟。也许，它甚至在相关的科学学科或关注政策、宣传、技术的实践社区中获得了立足点，以支持患者。目前，"患者工效学"还不是一个家喻户晓的术语，它所代表的概念——患者工作的科学和工程，可能看起来很陌生或难以与相关概念相协调。患者工效学并不是独自在拥挤的市场中寻求建立的。与其等待患者工效学被发现（这将取决于非凡的好运），不如现在就把患者工效学作为一种准备兑现可信承诺的创新来推广（Carayon，2010）。产品开发及销售的专家认为，患者工效学需要强大的招牌，一种令人信服的价值主张，以及一批市场营销和销售人员，努力提高人们的认识，并将兴趣转化为行动。如果这样做成功了，我们很快就会看到科学家，甚至更好的是，非科学家要求提供有关患者工效学（或者年轻人称之为PxErgo）的咨询服务、方法和案例研究。通过患者工效学使世界更美好的愿景必须包括患者和其他利益相关者的声音，呼吁卫生系统、技术供应商和监管机构使患者工作更容易、技术更可用、流程更以人为本。当需求出现时，患者工效学界必须做好准备，说明为什么它完全可以满足这一需求。

至于更近的下一步，我们转向"人本诊疗"。"精益诊疗"为患者工效学提供了理论和方法学基础，"人本诊疗"则是有关背景和应用。"人本诊疗"论述了患者工效学文献中地点和人群的多样性，这与上述观察一致，即患者工作发生在多样的背景下。这些应用背景包括急诊室、护理过渡、家庭和社区环境、在线社区、退伍军人、儿科、老年人、服务不足的人群和健康寻求者。其中最后一项，健康寻求者，代表了一个相对没有被HFE 触及的健康领域（Holden，Cornet 等，2020），即"超越疾病"的健康（Holden 和 Valdez，2019）。可以说，患者工效学不仅可以解决患有急性或慢性疾病的个人的工作和护理问题，还可以解决从事促进健康、初级或二级预防和福利活动的个人和团体的问题，从而产生最大的影响。

　　患者工效学范围的扩大和这一领域中的许多机会表明了另一个未来方向：多学科性。患者工效学已经拥有了多学科的根基，作为一个实践社区，它与人因工程学、心理学、健康信息学、以用户为中心的设计、护理、公共卫生、各种社会科学及其他学科重叠。这种多学科性在患者工效学的贡献者的背景、他们使用的方法和理论以及他们处理的主题（如帮助得不到服务的人、老龄化、认知和身体表现，以及组织学设计）中都很明显。即便如此，对于将其他科学和实践学科的价值、理论、方法和重点纳入患者工效学，其仍有发展的空间。患者工效学需要来自各临床专业的贡献，从医学、护理学、药学到社会工作、职业治疗和公共卫生。患者工效学还需要能够帮助处理社会、政府和社区层面分析的合作伙伴，包括公共政策、文化研究、政治科学、全球和人口健康、商业发展、委托和采购等方面的专家。

　　最后，患者工效学必须提高其对他人的实际及所感知到的实用价值。无论何时需要研究或改善患者或其他非专业人员的健康相关活动，它必须成为并且被视为"工作的正确工具"。如果能够如此，成熟的患者工效学实践社区将具有最美好的前景。